Friedrich
Homöopathie als Alternative

Dr. med. Uwe Friedrich

Homöopathie
als Alternative

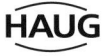

Karl F. Haug Verlag · Heidelberg

Die Deutsche Bibliothek – CIP-Einheitsaufnahme

Dr. med. Friedrich, Uwe :
Homöopathie als Alternative / von Dr. med. Uwe Friedrich. –
Heidelberg : Haug, 1998
    ISBN 3-7760-1721-X Brosch.

ISBN 3-7760-1721-X

Lektorat: Dr. Elvira Weißmann-Orzlowski
Umschlagfoto: Photodisc/WSP Design
Umschlaggestaltung: WSP Design, 69502 Heidelberg
Bearbeitung und Gesamtproduktion: IPa, 71665 Vaihingen/Enz
Printed in Italy

Inhalt

Vorwort

Da Sie soeben im Begriff sind, ein Vorwort zu einem Büchlein über Homöopathie zu lesen, sind Sie schon weiter als die meisten Menschen. Trotz des allgemeinen Trends zur „sanften Medizin" finden erstaunlich wenig Ärzte und Patienten Zugang zu dieser hervorragenden Heilmethode. Auch die lautstarken Gegner der Homöopathie haben sich meist nicht oder nur ungenügend mit dieser Behandlungsform beschäftigt. Es gibt viele Gründe, warum dies so ist. Nicht zuletzt liegt es an den Homöopathen selbst, da sie sich aus Zeitmangel nur wenig um die Verbreitung der Homöopathie kümmern können.

Für die Homöopathie braucht man viel Zeit:
Viel Zeit zum Erlernen der Methode, denn die Homöopathie ist nicht „nebenbei" zu erlernen, sondern bedarf einer umfassenden und intensiven Ausbildung; viel Zeit, um die Krankheit eines jeden Patienten in ihrer detaillierten Symptomatik zu erforschen, weil jeder Mensch eine eigene und einmalige Gesamtsymptomatik hat. Daher bleibt dem Homöopathen nur wenig Zeit, sich mit anderen, nicht homöopathisch tätigen Kollegen auseinanderzusetzen und Menschen seiner Umgebung über diese Heilmethode zu informieren. Während die Pharmaindustrie mit großem Aufwand für die chemischen Arzneimittel und die dazugehörige Universitätsmedizin wirbt, findet sich kaum jemand, der für die Homöopathie und die homöopathischen Medikamente wirbt. Mit Homöopathie ist einfach nicht genug Geld zu verdienen.

Homöopathie hat keine Lobby

Wir leben in einer Zeit, in der alles unübersichtlicher wird. Neben der üblichen Medizin, die an unseren Universitäten gelehrt wird (Schulmedizin), gibt es einen Dschungel von Heilmethoden, die dem modernen Menschen eine Lösung seiner gesundheitlichen Probleme versprechen. Vielfältig sind die Ansichten über die Entstehung von Krankheiten, über ihre

Bedeutung und Behandlung. Zunehmend besinnen sich die Menschen darauf, daß sie möglicherweise nicht teilchenweise krank sind und nicht teilchenweise gesund werden wollen, sondern daß ihre Krankheit etwas Ganzes ist. So wollen sie dann auch behandelt werden und wenn sie Glück haben, finden sie Zugang zur Homöopathie. Und mit weiterem Glück finden sie einen guten Homöopathen.

Dieses Büchlein soll ein Wegweiser für Patienten sein, sich zurechtzufinden im Dschungel der Heilmethoden, indem es den beiden wissenschaftlich begründeten Behandlungsformen unserer Zeit, der Schulmedizin und der Homöopathie, ihren Platz weist. Auch auf dem Weg zur Homöopathie soll das Büchlein ein Wegweiser sein. Schließlich soll es dazu beitragen, daß das „entweder Schulmedizin oder Homöopathie" einem differenzierten Einsatz dieser beiden großen westlichen Behandlungsmethoden weicht. „Homöopathie als Alternative" soll ein Leitfaden für Patienten sein, die wissen wollen, ob ihre Krankheit (oder die ihres Kindes) vielleicht doch anders, ungiftig, zu behandeln und sie vielleicht doch heilbar ist, obwohl der Hausarzt das verneint. Es soll auch den Kollegen erste Hinweise geben, wie sie ihren chronisch kranken Patienten vielleicht doch helfen lassen können.

Angeregt, dieses Büchlein zu schreiben, wurde ich von meinen Patienten*, die mehr über die Homöopathie und ihre Möglichkeiten wissen und selbst mitentscheiden wollten, ob sie sich einer schulmedizinischen oder homöopathischen Behandlung unterziehen.

Für ihre Unterstützung bedanke ich mich bei H. Eppenich, M.L. Jessen, W. Klunker, A. Notis und H. Red.

Krankheiten können oft ungiftig behandelt und geheilt werden

* Wenn im Text von Patient, Arzt usw. die Rede ist, so sind immer auch die Patientin, Ärztin usw. mit gemeint.

1.Teil

Allgemeines zur Homöopathie

Homöopathie, was ist das?

Wenn wir eine Umfrage bei Ärzten und Patienten mit der Frage machen: „Was ist Homöopathie?", so erhalten wir viele verschiedene Antworten. Ich möchte Ihnen einige Kostproben der Antworten wiedergeben, jedoch weise ich gleich darauf hin, daß keine richtige Antwort dabei ist.

Am häufigsten war sinngemäß zu hören: „Bei der Homöopathie sind die Medikamente schwächer." „Es handelt sich um Naturheilkunde." „Der gleiche Stoff, der die Krankheit auslöst, heilt sie auch." „Es ist nichts anderes als eine Art Psychotherapie." „Da in den Medikamenten keine Substanz mehr enthalten ist, kann die Homöopathie nur wirkungslos sein bzw. auf Einbildung beruhen." „Die Homöopathie ist eine Irrlehre." Tatsächlich wundert es mich nicht besonders, daß es so unterschiedliche Vorstellungen über die Homöopathie gibt. Es ist nicht nur schwierig, die Homöopathie mit wenigen Worten allgemeinverständlich zu definieren, sondern es ist überhaupt schwierig, die Homöopathie zu verstehen.

Homöopathie läßt sich nicht mit wenigen Worten definieren

MEYERS GROSSES HANDLEXIKON (1974) schreibt: *„Homöopathie, v. S. F. Hahnemann begr. Heilverfahren, wonach Krankheiten mit niedrig dosierten Medikamenten behandelt werden, die in höherer Dosierung beim Gesunden diesen Krankheiten ähnl. Erscheinungen hervorrufen."*

Die Homöopathie

Die homöopathische Behandlung ist eine ganz normale, wissenschaftlich begründete, medikamentöse Heilbehandlung. Vor ca. 200 Jahren wurde sie von dem Arzt Samuel Hahnemann in die Medizin eingeführt und bis heute von Therapeuten auf der ganzen Welt ständig weiterentwickelt. Die Grundlagen stammen jedoch von Hahnemann.

Unabhängig davon entwickelte sich die übliche Medizin, wie sie an den Schulen, d.h. an den Universitäten, gelehrt wurde. Sie wird von mir im folgenden als Schulmedizin bezeichnet. Es bleibt zu hoffen, daß bald auch die Homöopathie gleichberechtigt an den „Schulen" gelehrt wird, so daß wir dann für die „Schulmedizin" im heutigen Sinne ein anderes Wort finden müssen (was uns nicht schwerfallen wird).

Es gab immer wieder Versuche, Homöopathie und Schulmedizin zu vereinen. Dies mußte jedoch mißlingen, da beide Medizinformen unterschiedliche Ansätze in Diagnose und Therapie haben.

Der homöopathische Arzt versucht, für den kranken Menschen ein Arzneimittel zu finden, das alle Krankheitssymptome dieses einen Menschen berücksichtigt.

Ein Patient, der, vereinfacht dargestellt, an einer Erkrankung der Haut, des Herzens und der Gelenke leidet und außerdem noch seelische Probleme hat, wird mit *einem* homöopathischen Mittel behandelt. In der Schulmedizin würde er jeweils ein Medikament für die Haut, eines für das Herz, eines für die Gelenke und wenn er Glück hat, eine Psychotherapie für die Seele bekommen.

Wie kommt es zu diesem Unterschied?
Die Schulmedizin betrachtet den Körper als eine mehr oder weniger komplizierte Maschine, deren defekte Teile (Haut, Herz usw.) man nur zu reparieren braucht, um die ganze Maschine weiter am Laufen zu halten.

Krankheit ist eine Störung der Gesamtregulation des Körpers

Die Homöopathie versteht den Körper als ein großes Regulationssystem, bei dem eine Störung in der Gesamtregulation die Krankheitssymptome hervorruft.

Wie die homöopathischen Mittel wirken, ist letztlich immer noch unbekannt. Man kann sich vorstellen, daß sie auf noch nicht geklärte Weise in das Regulationssystem eingreifen. Sie beseitigen die Störung der Regelung (d.h. die eigentliche Krankheit), worauf dann auch die Krankheitssymptome verschwinden.

Das Problem liegt in der Bestimmung der passenden Arznei. Da die Regulationsstörung selbst nicht bekannt ist, kann man sich nur an den durch sie hervorgerufenen Krankheitssymptomen orientieren. Es war das Verdienst Hahnemanns, erkannt zu haben, daß es Arzneien (aus Pflanzen, Tieren, Chemikalien usw.) gibt, die gesetzmäßig im gesunden Körper Störungen der Regelung hervorrufen, die zu bestimmten Krankheiten führen. Durch entsprechende Untersuchungen – gemeint sind die Arzneimittelprüfungen, kurz AMP genannt – gelang es, diese Zusammenhänge zu beweisen. Es gibt heutzutage große Auflistungen, die Hunderten von homöopathischen Mitteln die zugehörigen Krankheitskombinationen zuweisen. Die große Schwierigkeit für jeden Arzt besteht darin, aus diesen vielen Kombinationsmöglichkeiten das Medikament zu finden, das auf alle Krankheitssymptome des Patienten anspricht und ihn damit heilen kann.

Wenn Sie das alles noch ein bißchen genauer wissen wollen, dann sollten Sie die nächsten drei Kapitel auch lesen, die die Geschichte der Homöopathie, die homöopathischen Medikamente und schließlich die Beziehung von Homöopathie und Schulmedizin behandeln. Wenn Sie dann genug von der Theorie haben, schlagen Sie einfach im Inhaltsverzeichnis nach und suchen Sie sich ein Sie interessierendes Kapitel aus.

Geschichte der Homöopathie

Die Geschichte der Homöopathie ist zunächst die Geschichte ihres Entdeckers.

Samuel Hahnemann wurde am 10. April. 1755 in Meißen geboren. Er studierte Medizin in Leipzig und Wien. Seine Doktorarbeit handelte von den Ursachen und Therapien der Krampfzustände (1779).

Samuel Hahnemann gilt als der Begründer der Homöopathie

Über die Unfähigkeit der damaligen Medizin und damit auch über seine eigene Unfähigkeit zu heilen enttäuscht, zog er sich fast ganz vom Arztberuf zurück, betrieb Forschungen im Bereich der Chemie und übersetzte Bücher. In einem Brief an den berühmten Arzt Hufeland beklagte er damals, daß man als Arzt ständig Gefahr laufe, seine Patienten zu vergiften.

Viele Gegner der Homöopathie sagen heute, die Zeiten hätten sich geändert, man habe Wirkungen und Nebenwirkungen der Medizin im Griff. Insofern könne man heutzutage auf die Homöopathie verzichten.

Ich werde im nachfolgenden viele Krankheiten erwähnen, die mit der modernen Medizin bis heute nicht heilbar sind. Auch die Nebenwirkungen der chemischen Medikamente stellen noch immer ein großes therapeutisches Problem dar.

Aber zurück zu Hahnemann. Zunächst behandelte er gar keine Patienten mehr, später nur noch einige wenige. Er arbeitete wissenschaftlich auf mehreren Gebieten. So gab er z.B. die Fibel „Freund der Gesundheit" heraus. Mit Ratschlägen zu Hygiene, Ernährung und Lebensführung beriet er die Patienten. Auch während seiner späteren homöopathischen Tätigkeit forderte er immer wieder gesunde Lebensumstände. Auch heutzutage gehört zu einer guten homöopathischen Behandlung die Beratung des Patienten darüber, was er selbst zu seiner Gesundheit beitragen kann. Der Patient, der vom Arzt verlangt, ihm mit einem Medikament sofort seine schwere Bronchitis zu beseitigen, selber aber das Rauchen nicht einschränken will, ist für eine homöopathische Behandlung nicht besonders geeignet. Allerdings gibt die Einstellung des Patienten zu seiner Gesundheit dem Arzt Hinweise auf ein möglicherweise passendes homöopathisches Medikament.

Die persönliche Einstellung zur Gesundheit gibt Hinweise auf die Krankheit

Hahnemanns Forschungen auf medizinischem Gebiet führten ihn zur Entdeckung des homöopathischen Heilprinzips, das er 1796, also als 41jähriger, der Medizinwelt vorstellte (Versuch über ein neues Prinzip zur Auffindung der Heilkräfte der Arzneisubstanzen).

In den folgenden Jahren arbeitete er wieder verstärkt als niedergelassener Arzt und wandte seine neue Heilmethode an. Während er zunächst die Medikamente nur sehr stark verdünnte, erkannte er nach einigen Jahren, daß die Potenzierung, also die Verschüttelung, noch weit wirksamere Medikamente hervorbrachte. Doch davon später.

Während Hahnemann mit seiner großen Familie (10 Kinder) bis dahin in ziemlicher Armut lebte, gelang ihm ab etwa 1806 der Durchbruch mit seiner neuen Behandlungsmethode, die er Homöopathie nannte. Seine Praxis war jetzt immer überlaufen und aus ganz Europa strömten Patienten zu ihm. Er lehrte eine Zeit lang an der Universität Leipzig.

Schon immer hatte er viele Neider und Feinde unter Ärzten und Apothekern, die ihm das homöopathische Arbeiten erschwerten. 1821 zog er sich nach Köthen/Anhalt zurück. Damals hatte er bereits viele Schüler, die die neue Heilmethode in Deutschland und Europa verbreiteten.

1835 zog er mit seiner zweiten Frau nach Paris, wo er bis zu seinem Tode erfolgreich praktizierte. Mit der sechsten Auflage seines Lehrbuches, des „Organon der Heilkunst", das er ein Jahr vor seinem Tod fertigstellte, gab er seiner Heilmethode weitere Impulse, die erst in neuerer Zeit in die homöopathische Behandlung aufgenommen wurden.

Mit 89 Jahren starb Hahnemann vermutlich im Anschluß an eine längere Grippe an einer Lungenentzündung. Seine äußere Hülle sei nun verbraucht, soll er gesagt haben.

Die homöopatischen Medikamente

Die Grundlagen homöopathischer Medikamente sind vor allem Pflanzen, Chemikalien, Mineralien und gelegentlich Tiere oder tierische Produkte. Diese Stoffe werden in der nachfolgend beschriebenen Weise zubereitet. Damit sie überhaupt zum homöopathischen Medikament werden können, müssen sie zunächst geprüft werden. Bei dieser Prüfung erkennt man, welche Heilungsmöglichkeiten in dem Mittel stecken. Im einzelnen geht man so vor, daß gesunde Menschen die potenzierten (s.u.) und damit ungiftigen Substanzen nach einem bestimmten, bereits von Hahnemann entwickelten Schema einnehmen. Manche dieser

·····················
Homöopathische Medikamente durchlaufen eine eingehende Prüfung

Menschen (Prüfer genannt) stellen dann bei sich Veränderungen fest, wie beispielsweise Durchfall, Herzklopfen oder die vorher nicht ausgeprägte Neigung zum Weinen. Nun weiß man, daß das geprüfte Mittel bei Gesunden Durchfall, Herzklopfen oder Weinen erzeugen kann. Beim kranken Menschen wird dieses Mittel ähnliche Symptome heilen, weil es ein Naturgesetz ist, daß Ähnliches mit Ähnlichem geheilt werden kann. Ein Patient mit Colitis ulcerosa, welche mit Durchfällen einhergeht, könnte möglicherweise mit diesem Mittel geheilt werden, ebenso eine Herzrhythmusstörung nach Herzinfarkt oder eine Depression mit der Neigung zum Weinen.

....
Ähnliches kann mit Ähnlichem geheilt werden

Natürlich bedarf es noch vieler anderer ähnlicher Symptome des Arzneimittels, um eine homöopathische Heilung zu erzielen, aber im Prinzip geht es um die Ähnlichkeit zwischen den Symptomen der Krankheit und den Symptomen, die ein homöopathisches Mittel beim gesunden Menschen erzeugt.

An Tieren werden übrigens Prüfungen dieser Art nicht gemacht – es gibt in der Homöopathie keine Tierversuche.

Nun zur Herstellung der homöopathischen Mittel:
Aus dem Ausgangsmaterial wird eine Lösung oder, wenn das nicht möglich ist, eine Verreibung hergestellt. Durch weiteres Verreiben mit Zucker oder durch Verschütteln in Alkohol wird die Ausgangssubstanz immer weiter verdünnt. Durch den Reibe- oder Schüttelvorgang wird die Arznei kräftiger, weswegen man diese Zubereitung auch *potenzieren* nennt (potentia = Kraft). Hahnemann sprach selber lange Zeit nur vom Verdünnen, wobei zu seinen revolutionären Erkenntnissen gehörte, daß die homöopathische Arznei bei jedem Verdünnungsschritt wirksamer wird, die Nebenwirkungen jedoch geringer werden. Jeder Verdünnungsschritt erfolgte in 100er Schritten, weswegen man auch von C- (Centesimalis = Hundertstel) Potenzen spricht. Es gibt noch andere Verdünnungsschritte. 1:10 verdünnt werden die D- (Decimalis = Zehntel) Potenzen. Außerdem gibt es noch Q-Potenzen (fälschlicherweise oft als LM-Po-

....
Durch Verreibung oder Verschüttelung wird das Präparat potenziert

tenzen bezeichnet), bei denen die einzelnen Verdünnungsschritte 1:50000 betragen. In homöopathischen Arzneimitteln ist aufgrund der hohen Verdünnung wahrscheinlich kein einziges Molekül der Ausgangssubstanz mehr enthalten. Es kann nur noch die Information der Ausgangssubstanz sein, die auf den Körper übertragen wird. Diese Tatsache war lange Zeit für viele Ärzte und Patienten nicht zu verstehen. Eine Medizin ohne Substanz konnte nicht wirken. Auch wenn das Informationsmodell nur ein Denkmodell darstellt, sollten in der Zeit molekülfreier Übertragung von Informationen (Fernsehen, Radio usw.) Zweifel an der Wirkungsmöglichkeit nicht mehr aufkommen. Aber die Menschen haben jahrhundertelang auch nicht wahrhaben wollen, daß sich die Erde um die Sonne dreht, obwohl es längst bewiesen und zu beobachten war. Warum sollten nicht auch einige Ärzte darauf beharren, daß die Wirkung der Homöopathie auf Einbildung beruhe, weil in der Arznei nur Alkohol und Milchzucker seien. Daß homöopathische Medikamente bei Säuglingen und Tieren, bei denen der „Einbildungseffekt" (Plazebo) nicht wahrscheinlich ist, ebenso wirken, wird nicht zur Kenntnis genommen. Aber die Erde hat sich ja auch weiter um die Sonne gedreht und nicht umgekehrt, obwohl man es abstritt, genauso wie die homöopathischen Medikamente weiter helfen werden, obwohl einige Ärzte das nicht zur Kenntnis nehmen wollen.

Homöopathische Arznei wirkt auch bei Säuglingen – und selbst bei Tieren

Homöopathie und Schulmedizin

Patienten und Ärzte könnten glücklich sein über die vielen Möglichkeiten an Diagnostik und Therapie, die der heutigen Medizin zur Verfügung stehen. Die Forschung hat sie auf vielen Gebieten vorangebracht. Die technische Perfektion in Chirurgie, apparativer Diagnostik und Intensivmedizin hat einen unglaublich hohen Standard erreicht. Auch mit der Psychotherapie haben wir Heilmöglichkeiten tiefgreifender Art zur Verfügung.

Obwohl das alles entwickelt und erreicht worden ist, stellen wir doch ein zunehmendes Unbehagen an unserer Medizin fest. Die Zahl der nicht heilbaren chronisch Kranken steigt. Die Abwägung von Schaden und Nutzen einer Behandlung wird bei zunehmend eingreifenden Medikamenten immer schwieriger, zumal die Ärzte – und leider auch die Hersteller – teilweise noch nicht alle Nebenwirkungen der Medikamente kennen, sie aber trotzdem bereits einsetzen. Neue Krankheitsauslöser, hervorgerufen durch die zunehmende Umweltvergiftung, sind auch nicht ansatzweise ausreichend erforscht, geschweige denn behandelbar. Nicht zuletzt wird unsere hochentwickelte Medizin immer teurer, in Grenzfällen bereits unbezahlbar.

Man kann feststellen, daß wir trotz aller Fortschritte in der Medizin und z.T. gerade wegen dieser Fortschritte heute von einer Krise der Medizin sprechen müssen.

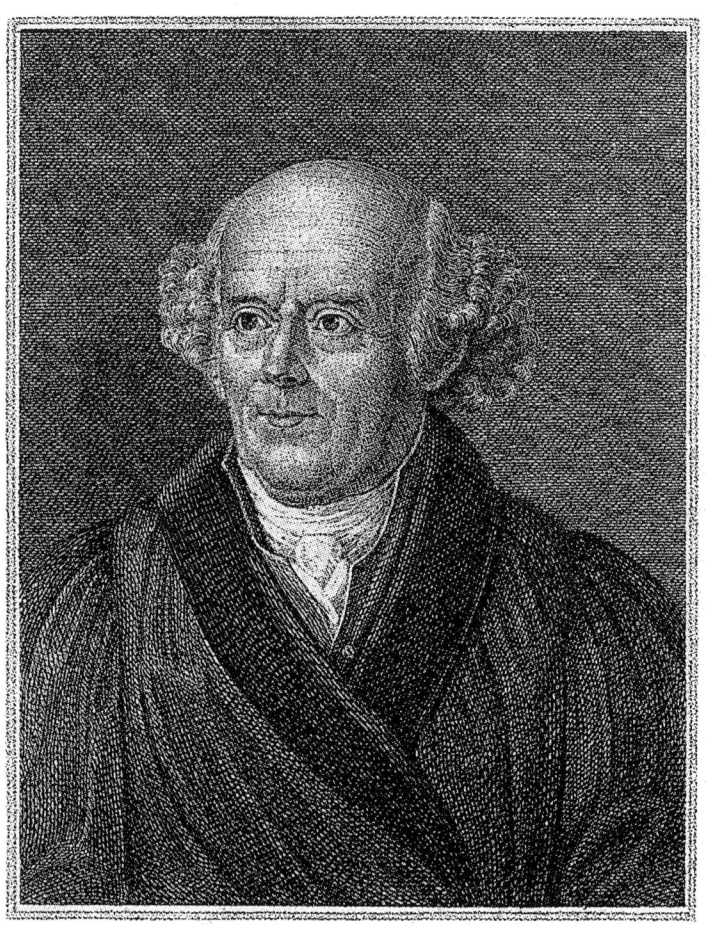

Samuel Hahnemann (1755–1843), Begründer der Homöopathie

2. Teil

Die homöopathische Behandlung

A. Allgemeines zur Homöopathischen Behandlung

Eine homöopathische Behandlung beginnt heutzutage nach Erhebung der Beschwerden des Patienten (Anamnese) mit der Untersuchung des Kranken. Insoweit unterscheidet sie sich nicht von der schulmedizinischen Behandlung. Oftmals sind die Patienten, die einen homöopathischen Arzt aufsuchen, weil ihnen mit der Schulmedizin nicht geholfen werden konnte, vollständig durchuntersucht und bringen einen Ordner voller Untersuchungsbefunde mit. Dann kann meist auf weitere Untersuchungen verzichtet werden und der Arzt kann sich gleich der homöopathischen Fallaufnahme zuwenden. Diese ist sehr umfangreich. Durch Befragen des Patienten versucht der Arzt, ein sehr genaues Bild der Beschwerden des Patienten zu bekommen.

Intensive Befragung ist wichtig für die Diagnose

Dieses Befragen unterscheidet sich nun deutlich von dem Befragen, wie wir es bei der Krankengeschichte – der Anamnese – in der Schulmedizin kennen. Zwar werden in der Homöopathie auch Fragen zur Vorgeschichte, zu den aktuellen Krankheitsbeschwerden und sogar zu Diagnosen gestellt, aber in der Genauigkeit der Befragung auch scheinbar kleiner Abweichungen vom gesunden Zustand des Patienten unterscheidet sie sich doch erheblich. Im Anhang sind zwei Fragebogen abgedruckt (einer für Erwachsene, einer für Kinder), die praktisch alle Fragen enthalten, die einem Patienten bei der homöopathischen Anamnese gestellt werden.

Schon bei der Frage nach den Hauptbeschwerden beginnen oft die ersten Schwierigkeiten. Viele Patienten verstehen heutzutage unter Beschwerden hauptsächlich die Benennung ihrer Krankheit mit Diagnosen. Sie sagen also nicht: „Ich kann nachts nicht schlafen; ich muß ständig grübeln; ich habe kein Interesse am Leben mehr; ich habe keinen Appetit mehr", sie sagen vielmehr: „ich leide unter Depressionen".

Für die homöopathische Anamnese müssen wir aber wissen (darauf wird später noch eingegangen), was die tatsächlichen Beschwerden des Patienten sind, inwieweit sich sein jetziger Zustand von seinem sonst gesunden Zustand in Bezug auf seine Befindlichkeit unterscheidet.

Aber die Unterschiede gehen noch weiter. Während der Arzt bei der schulmedizinischen Anamnese den Patienten nach der Ursache seiner Beschwerden fragt und dabei möglicherweise hauptsächlich an Erreger, Verletzungen oder Vergiftungen denkt, so interessieren den homöopathischen Arzt auch die subjektiven Meinungen des Patienten, ob die Beschwerden beispielsweise von einem Kummererlebnis, einer Kränkung oder zu langem Stehen in kaltem Wasser herrühren könnten.

Die Frage nach der familiären Erkrankungsvorgeschichte, also z.B. Erkrankungen von Geschwistern, Eltern oder Großeltern, hat in der Homöopathie eine ganz andere Bedeutung. Während sie für den Schulmediziner lediglich Hinweise auf eine mögliche Belastung oder Erblichkeit von Erkrankungen anzeigt, dienen sie dem Homöopathen oft als wichtiger Baustein zum Finden des heilenden homöopathischen Medikamentes.

Auch bei der persönlichen Vorgeschichte kann es für die Bestimmung des richtigen Heilmittels sehr wichtig sein, daß der Arzt erfährt, ob der Patient sich als Kind ausgesprochen langsam entwickelt hat, ob er Kinderkrankheiten erst spät durchgemacht hat oder was für Impfungen er wann verabreicht bekommen hat. Gerade der Einfluß der modernen Umwelt auf die Gesundheit, also Umweltgifte, Impfungen und Ernährungsgewohnheiten, werden vom homöopathischen Arzt in ihrer Bedeutung für die Auslösung von Krankheiten oft höher eingeschätzt als von schulmedizinisch tätigen Kollegen. Aus diesem Grund ist auch dem Thema Impfen ein eigenes Kapitel gewidmet, da Impfungen durch Injektion von fremdem Eiweiß ganz besonders weitreichende Folgen für die Gesundheit der Patienten haben können.

Umwelteinflüsse haben große Bedeutung bei der Auslösung von Krankheiten

Weitere Fragen, die den Patienten gestellt werden, sind teilweise recht ungewöhnlich. Wer hat schon genau in Erinnerung, wie sein Urin riecht? Wer hat genau beobachtet, wann und wie er wo schwitzt? Oder ob er die Füße nachts wegen Überhitzung unter der Decke hervorstreckt? Auch daß die Zahnfarbe, der angedeutete Riß in der Unterlippe oder der Geruchssinn eine besondere Bedeutung haben können, ist zunächst einmal ungewöhnlich.

Ein ganz besonders wichtiges Thema sind die Beschwerden oder Besonderheiten während, vor oder nach der Periode bei Frauen. Auch ob man Höhenängste hat, ob man sich bei Gewitter fürchtet, ob man vor Hunden Angst hat, ob Trost die Beschwerden verbessert oder ob man schnell ärgerlich ist oder nachtragend, – all das sind Fragen, die üblicherweise vom Schulmediziner nicht gestellt werden (auch nicht gestellt werden müssen), in der Homöopathie und in der homöopathischen Befragung jedoch eine große Bedeutung haben können.

Für die Anamnese benötigen Arzt und Patient viel Zeit

So eine genaue Fallaufnahme ist natürlich nicht in wenigen Minuten zu machen. Sie dauert bis zu einer Stunde, manchmal auch länger. Sie fällt umso leichter, je besser sich der Patient auf die Befragung, z.B. anhand des Fragebogens, vorbereitet hat. Das heißt aber nicht, daß man für jede homöopathische Behandlung ein derartig umständliches und langwieriges Gespräch zwischen Arzt und Patient braucht. Dies ist nur notwendig, wenn man bei chronischen, d.h. langdauernden und in der Regel schulmedizinisch nicht zu heilenden Krankheiten die passenden Heilmittel sucht. Bei akuten Krankheiten wird der erfahrene Arzt meistens schnell das heilende Medikament mit wenigen Fragen finden. Aus dem beschriebenen Fragebogen geht jedoch deutlich hervor, daß für die intensive Fallaufnahme die Mitarbeit des Patienten von großer, ja entscheidender Bedeutung für eine mögliche Heilung ist.

Wie findet der Arzt das passende homöopathische Medikament?

Intensives Befragen, genaues Beobachten und vorurteilsfreies Bewerten der gefundenen Symptome nach den Regeln der Homöopathie sind die Grundvoraussetzungen für eine erfolgreiche Behandlung. Vereinfacht dargestellt entsteht so ein charakteristisches Bild der Beschwerden, Befunde und individuellen Besonderheiten des Patienten. Aufgabe des Arztes ist nun noch, das homöopathische Medikament zu finden, das bei den Arzneimittelprüfungen ein ähnliches Bild ergeben hat. Oft ist es nicht einfach, das genau passende Mittel zu finden, weil es viele Mittel gibt, die in Frage kommen. Aber damit nicht genug, oft sind bei einem Patienten mehrere Mittel in jeweils zu bestimmender Reihenfolge hintereinander zu geben, bis schließlich das letzte Mittel dieser Reihe die Heilung bringt. Dies erfordert nicht nur Geduld beim Patienten, sondern auch beim behandelnden Arzt.

Dies gilt für die chronischen Krankheiten. Bei akuten Krankheiten ist es anders. Doch davon später.

Aus dem oben Ausgeführten wird deutlich, daß große Erfahrung und ständige Weiterbildung notwendig sind, um für chronisch Kranke das passende Mittel zu finden.

Wenn Sie sich den Fragebogen ansehen, werden Sie auch feststellen, daß ohne intensive und genaue Mitarbeit des Patienten (oder der Eltern des Kindes) keine richtige Arzneimittelwahl möglich ist.

Arzt und Patient müssen intensiv zusammenarbeiten

Im Anhang ist noch ein weiterer Fragebogen ausgedruckt, der Eltern mitgegeben wird, die mit ihrem Kind wegen einer chronischen Erkrankung in homöopathische Behandlung kommen. Bei einem Kind sind naturgemäß die möglichen Abweichungen vom gesunden Zustand und die zu erfragenden Besonderheiten weniger umfangreich als bei einem Erwachsenen. So soll der Fragebogen den Eltern auch nur dazu dienen, einen Anhaltspunkt dafür zu bekommen, worüber sie sich klar werden müssen, bevor sie zum Erstgespräch beim

homöopathischen Arzt erscheinen. Besonders die Vorgeschichte, die besonderen Gewohnheiten des Kindes bezüglich Schwitzen, Schlaf, Nahrungsaufnahme und -verweige-
rung, der mögliche Einfluß von Erkrankungen und Impfungen sowie psychische Auffälligkeiten müssen selbst von Eltern, die ihr Kind sehr gut kennen, oft gezielt beobachtet
werden, um dem Arzt genaue Angaben machen zu können.

Mitarbeit des Patienten

Wie gerade beschrieben, ist die intensive Mitarbeit des Patienten schon bei der Erhebung der Krankengeschichte notwendig. Es reicht nicht, wenn der Patient dem Arzt beispielsweise mitteilt: „Ich habe schon seit einigen Jahren Rückenschmerzen, das sind die Bandscheiben, die Schmerzen sollten
jedoch bis nächste Woche weg sein, da fahren wir nach Itali-
en in den Urlaub."

In manchen Fällen hat auch die Homöopathie kaum Chancen

In diesem (gar nicht so seltenen) Fall hat die Homöopathie
wenig Chancen. Eigentlich sollte man dem Patienten raten,
erst einmal wegzufahren. Wenn er nach seinem Urlaub noch
eine Behandlung möchte, hat er mehr Zeit zur Heilung und
ist ausgeruht, um den Fragebogen durchzuarbeiten. Dann
kann man in Ruhe mit ihm besprechen, was er selber dafür
tun könnte, um nicht dauernd unter Rückenschmerzen leiden zu müssen. Dieses Umdenken von der „Pille gegen eine
Krankheit" zur Homöopathie, als Chance für den Menschen,
gesünder und harmonischer zu leben, ist der schwierige aber
unumgängliche Beitrag des Patienten, gesund zu werden.

Zur notwendigen Mitarbeit des Patienten gehört auch, den
behandelnden Arzt über alle Veränderungen des Befindens
zu informieren, ja sich überhaupt die Mühe zu machen, außer
der Medikamenteneinnahme auch noch sich selbst zu beobachten. Er muß gewissenhaft in diesem Sinne mitarbeiten, er
muß Geduld haben – jedoch braucht er überhaupt nicht an
die Wirkung der Homöopathie zu glauben.

Ein anderes Problem der Mitarbeit stellt sich da, wo Verzicht gefordert werden muß. Das ist zwar glücklicherweise nur selten strikt notwendig, aber manchmal eben doch. Oft muß man vom Kaffeetrinken abraten, da möglicherweise durch Kaffee die Wirkung der homöopathischen Mittel beeinträchtigt werden kann. (Aber ich kenne auch viele erfolgreich behandelte Patienten, die den Kaffee nicht weggelassen haben.)

Wenn man sicher sein will, daß man der homöopathischen Behandlung nicht entgegenarbeitet, sollte man einige Punkte beherzigen. Dazu gehören, wie gesagt, das Vermeiden von Kaffee, keine Anwendung von ätherischen Stoffen wie z.B. Kampfer, Menthol, japanisches Heilpflanzenöl, aber auch mäßiges Essen und Alkoholtrinken und keine einseitige Ernährung (wie z.B. ständig Kräutertee) oder zu stark gewürzte Speisen. Dies sind jedoch nur allgemeine Hinweise. Da die homöopathische Behandlung eine individuelle Behandlung ist, wird der Arzt jeweils Empfehlungen für ein bestimmtes Verhalten geben, falls dieses notwendig ist.

Homöopathische Behandlung ist eine ganz individuelle Behandlung

Wie schwierig die Mitarbeit der Patienten manchmal sein kann, erlebte ich bei den Eltern eines Kindes mit Neurodermitis. Bei dieser schlimmen chronischen Hautkrankheit ist das Kind u.a. durch ständigen Juckreiz gequält. Es ist für Eltern und Arzt oft unerträglich, das Kind leiden zu sehen, und man ist geneigt, dem Kind als Ausgleich soviel Gutes wie möglich zukommen zu lassen. Bestandteil einer homöopathischen Behandlung der Neurodermitis ist jedoch, daß bis zur Heilung der Krankheit möglichst alle hautreizenden Stoffe weggelassen werden sollten. Zu den Hauptreizstoffen gehört Sandkastensand. Das liebste Spielfeld dieses kranken Kindes war nun leider der Sandkasten (das Kind hatte den Sand im wahrsten Sinne des Wortes „zum Fressen gern"). Die homöopathische Behandlung schleppte sich über Monate ohne bleibenden Erfolg hin. Erst als die Eltern gestanden, sie hätten aus Mitleid dem Kind den Sandkasten nicht verbieten können und als sie dann den Kasten zugenagelt hatten, begann das homöopathische Medikament sichtbar zu wirken.

Verlauf der Behandlung

Zum Verlauf der Behandlung wurde in den vorherigen Abschnitten schon mehrfach Stellung genommen. Noch einmal zusammengefaßt: Nach der gründlichen Fallaufnahme und nachdem die Zusammenarbeit zwischen Patient und Arzt besprochen wurde, bekommt der Patient ein homöopathisches Medikament zur Einnahme. Es kann sich um die einmalige Einnahme von Kügelchen (Globuli), um die tägliche Einnahme von Tropfen oder Kügelchen handeln oder um die Einnahme von Kügelchen oder Tropfen in einem bestimmten Rhythmus.

Homöopathische Medikamente gibt es auch als Tabletten und Injektionen. In jedem Fall wird Ihr Arzt Ihnen eine genaue Einnahmeanleitung geben. Außerdem wird er Ihnen je nach Krankheitsbild eine Zeit nennen, nach der Sie sich in jedem Fall wieder melden sollen.

Was kann nun nach der Einnahme der Medizin passieren? Meist wird nichts deutlich Merkbares geschehen. Nach 14 Tagen oder nach 4 Wochen ist jedoch ein Verlöschen vieler oder aller Symptome zu beobachten. Die Heilung verläuft so milde, daß sie oft nur im Rückblick deutlich wird.

Es kann jedoch auch zu einer kurzfristigen Verschlechterung bestehender Symptome kommen. Dies gilt meist als gutes Zeichen, eine Rücksprache mit Ihrem Arzt ist dann jedoch sinnvoll. Schließlich können neue Symptome auftreten, z.B. Erkrankungen in milder Form, an denen Sie früher schon einmal erkrankt waren, oder auch andere, Ihnen unbekannte Beschwerden. Auch in diesen beiden Fällen sollten Sie mit Ihrem Arzt sprechen. Die richtige Einordnung ist meist nur durch den behandelnden Arzt möglich. Eine Dosis- oder Einnahmeänderung könnte notwendig sein. Wichtig ist in jedem Fall: Bei Unklarheiten mit dem Arzt Kontakt aufnehmen und bis dahin die Arznei nicht mehr einnehmen. Dann kann die Heilung voranschreiten.

Noch ein Wort zur Dauer der Behandlung: Oft hört man, daß die Homöopathie nur bei leichten Erkrankungen eingesetzt werden kann. Ein anderes Vorurteil ist, daß die Homöopathie zwar sanft, aber eben auch langsam wirke. Tatsächlich ist es so, daß die Homöopathie bei leichten bis zu schwersten Krankheiten eingesetzt werden kann. Wie erfolgreich die homöopathische Behandlung ist, hängt im wesentlichen von der Qualität des Arztes, aber auch von der Mitarbeit des Patienten und einigen anderen Faktoren ab. Über die Dauer einer Behandlung läßt sich meist im voraus keine Aussage treffen. Wir können jedoch grundsätzlich davon ausgehen, daß akute Krankheiten durch die richtige homöopathische Behandlung nicht nur sanft und nebenwirkungsfrei, sondern auch schnell geheilt werden.

Homöopathische Behandlung ist sanft und ohne Nebenwirkungen

Bei chronischen Krankheiten, und darauf wird später noch genauer eingegangen werden, also bei Erkrankungen, die schon lange bestehen und für die es oftmals keine angemessene schulmedizinische Behandlung gibt, kann über die Dauer der Behandlung meist keine klare Aussage getroffen werden. Wir haben schwerste chronische allergische Erkrankungen und psychiatrische Erkrankungen angetroffen, die in wenigen Wochen vollständig und auf Dauer geheilt werden konnten. Wir haben Patienten, die wegen einer chronischen Krankheit seit Jahren betreut werden und bei denen eine Heilung noch nicht in Sicht ist, die aber in ihrem ganzen Befinden gebessert sind und vor allen Dingen keine Medikamente mit Nebenwirkungen einnehmen müssen.

Die Erfahrung in der Praxis zeigt, daß innerhalb eines Jahres mit einem deutlichen Ansprechen der chronischen Krankheit auf eine homöopathische Behandlung gerechnet werden kann. Sollte innerhalb eines Jahres kein Fortschritt zu sehen sein, ist ernsthaft zu prüfen, ob Probleme beim Arzt oder beim Patienten die günstige Beeinflussung der Krankheit verhindern. Zwar ist ein Jahr Behandlung z.B. bei einer Rheumaerkrankung, die seit 35 Jahren besteht, keine zu lange Zeit, aber eine vollständige Erfolglosigkeit der homöopathischen Bemühungen in diesem Zeitraum sollte doch Arzt und Patient zum Nachdenken veranlassen. Dies kann durchaus

Auch chronische Krankheiten haben Aussicht auf Linderung und Heilung

zur Folge haben kann, daß der Patient einen anderen homöopathischen Arzt aufsucht. Jeder erfahrene homöopathische Arzt erinnert sich an Patienten, denen er nicht helfen konnte und bei denen ein Kollege in kürzerer Zeit das heilende homöopathische Mittel fand. So wie jeder homöopathische Arzt auch von Patienten zu berichten weiß, die bei anderen Kollegen in wenig erfolgreicher Behandlung waren und denen er selber sehr schnell helfen konnte. Insofern ist ein offenes Gespräch nach einjähriger erfolgloser Behandlung mit dem homöopathischen Arzt unbedingt sinnvoll.

Was kann alles höopathisch behandelt werden?

Die Homöopathie kann bei vielen Krankheiten mit Erfolg angewandt werden. Ein verantwortungsbewußter Homöopath wird stets versuchen, dem Patienten die schonendste und erfolgversprechendste Behandlung anzubieten. Je genauer und gründlicher er die Homöopathie verstanden hat, desto mehr Krankheiten wird er erfolgreich homöopathisch behandeln können.

Die zum Teil fehlenden Möglichkeiten des Patienten, eine homöopathische Behandlung zu unterstützen, begrenzen jedoch manchmal den Einsatz der Homöopathie erheblich.

Der Arzt entscheidet, ob die Krankheit homöopathisch oder schulmedizinisch behandelt werden soll

Welche Krankheiten man letztlich besser schulmedizinisch und welche man besser homöopathisch behandeln sollte, kann nicht pauschal beantwortet werden. Es hängt vom Wissen Ihres Arztes ab, wo die Grenzen der Schulmedizin und der Homöopathie zu ziehen sind. Grundsätzlich sollten Sie Ihrem Arzt vertrauen, wenn er Ihnen die Behandlungsmethode anbietet, bei der er sich die besten Erfolge verspricht, vorausgesetzt, er berücksichtigt die Homöopathie angemessen.

Mit schlechter homöopathischer Behandlung ist Ihnen unter Umständen weniger gedient als mit guter schulmedizinischer. Das Problem liegt darin, daß Ärzte aufgrund ihrer rein schulmedizinischen Ausbildung nicht in der Lage sind, die Vor- und Nachteile beider Methoden abzuschätzen. Die folgenden Betrachtungen sollen daher einen Anhaltspunkt für die Möglichkeiten und die Grenzen der Homöopathie geben.

B. Die Behandlung des Erwachsenen

Eigentlich ist es nicht gerechtfertigt, die homöopathische Behandlung von Erwachsenen und Kindern getrennt zu betrachten. Für beide Altersgruppen gilt das gleiche homöopathische Gesetz. Aber weil es üblich ist, die Kinder- von der Erwachsenen-Medizin zu trennen, soll es aus Gründen der Übersichtlichkeit auch hier so gemacht werden.

Sogenannte Bagatellerkrankungen

Schnupfen, Grippe, Fieber, allergischer Schnupfen/Heuschnupfen, Nebenhöhlenentzündungen, Halsentzündungen, Mittelohrentzündungen u. a.

Beginnen wir bei der leichten Grippe mit Kopfschmerzen, Gliederschmerzen, dazu noch Schupfen und/oder leichter Husten. Hier werden zunächst einfache Maßnahmen wie körperliche Schonung, schleimlösende Mittel, viel trinken, Vitamin C und ähnliches zum Einsatz kommen. Bei stärkerer Ausprägung oder wenn bereits Hinweise auf eine Nebenhöhlenentzündung oder eine Bronchitis bestehen, wird man homöopathisch behandeln. Auf diese Weise gelingt es, weitere Komplikationen zu verhindern.

Hier braucht man keine Antibiotika, die bei Virusinfekten ja sowieso nicht helfen. Auch bei Bakterieninfektionen, die sich durch gelb-grünen Auswurf oder Schnupfen zeigen, ist die Abwehrsteigerung mit homöopathischen Mitteln sinnvoller und die homöopathisch behandelte Grippe heilt dauerhaft aus. Bei sehr alten oder geschwächten Patienten wird man nicht immer auf Antibiotika verzichten können. Diese werden dann jedoch nicht *anstatt* der homöopathischen Behandlung verabreicht, sondern *zusätzlich*, um auch bei diesen Patienten zu versuchen, die Abwehrkraft zu steigern.

Bei Grippe oder auch als eigenständige Erkrankungen treten Halsentzündungen, Entzündungen der Mandeln, der Gehör-

Erkältungen und grippale Infekte müssen nicht mit Antibiotika behandelt werden

gänge und des Mittelohres auf. Hier wird man sofort homöopathisch behandeln, um die Erkrankung dauerhaft zu heilen. Es gibt gegen Viruserkrankungen nicht viele wirksame chemischen Mittel. Gegen bakterielle Erkrankungen (das sind in der Regel eitrige Erkrankungen) werden bei guter homöopathischer Behandlung keine Antibiotika benötigt. Diese bleiben für den Einsatz bei lebensgefährlichen Infektionen reserviert, die dann zusätzlich zur homöopathischen Behandlung sehr wirksam sind.

Bei all diesen grippalen Infekten oder Entzündungen im Hals-Nasen-Ohren Bereich kann es zu Fieber kommen. Jeder, der schon einmal Fieber hatte, weiß, wie unangenehm das ist, besonders wenn man arbeiten sollte. Viele erwachsene Menschen bekommen heutzutage jedoch kein Fieber mehr. Das kann zwar eine Grippe erträglicher machen, es gibt jedoch Hinweise darauf, daß Menschen, die häufiger Fieber hatten, seltener an Krebs erkranken.

Das verwundert nicht, da Fieber durch die Temperaturerhöhung im Körper alle Abwehrvorgänge fördert. Fieber steigert zum Beispiel die Produktion von Abwehrzellen, die ihrerseits die Bakterien beseitigen können, oder auch die Produktion von Antikörpern. Wenn wir jetzt durch fiebersenkende Mittel eine Temperaturerhöhung verhindern, verhindern wir gleichzeitig eine Steigerung der Abwehrleistung: Es kann also ein längerer Krankheitsverlauf eintreten oder eine Krankheit (z.B. die Nebenhöhlenentzündung) kann chronisch werden.

Fieber steigert die Produktion von Abwehrzellen

Fieber ist für den Körper eine Möglichkeit, gesünder zu werden, und diese Möglichkeit sollten wir uns, wenn es geht, nicht nehmen. Mit der homöopathischen Behandlung haben wir eine abwehrkraftsteigernde Therapie zur Verfügung.

Allergische Erkrankungen im HNO-Bereich bieten sich zur homöopathischen Behandlung an. Schulmedizinisch ist bei Heuschnupfen und anderen allergischen Erkrankungen eine dauerhafte Heilung meist nicht zu erreichen, homöopathisch ist sie hingegen ziemlich sicher. Wegen der großen Bedeutung ist diesem Thema ein gesondertes Kapitel über Allergien gewidmet (siehe Seite 83).

Also noch einmal zusammengefaßt:
Grippe in ihren verschiedenen Formen und Entzündungen im HNO-Bereich können gut und vollständig homöopathisch behandelt werden. Antibiotika, wie z B. Penizillin, werden praktisch nicht benötigt. Fieber sollte nicht künstlich gesenkt werden. Allergische Erkrankungen gehören in homöopathische Behandlung.

Herz- und Kreislauferkrankungen

Arteriosklerose, Herzdurchblutungsstörungen, Herzrhythmusstörungen, Herzinfarkt, Bluthochdruck, niedriger Blutdruck, Schwindel, Schlaganfall

Beginnen wir mit den Herzdurchblutungsstörungen, den Herzrhythmusstörungen und dem Herzinfarkt.

Das ist zunächst einmal ein wichtiges Gebiet der Schulmedizin. Besonders die Diagnostik, also die Untersuchungen des Herzens, sollte gewissenhaft durchgeführt werden. Erst nach diesen eingehenden Untersuchungen und Festlegung der schulmedizinischen Diagnose sowie des schulmedizinischen Behandlungskonzeptes kann und sollte überlegt werden, ob und wie weit die Homöopathie in dieses Behandlungskonzept eingebaut werden kann.

Man kann die Herzerkrankungen in zwei Gruppen einteilen:

1. *Die sogenannten funktionellen Erkrankungen*
Hier bestehen zwar spürbare und evtl. auch nachweisbare Störungen, ihre Ursachen sind jedoch unklar oder nicht faßbar. Das können durchaus Herzrhythmusstörungen sein, die den Patienten sehr stark belästigen, bei denen man jedoch außer eben diesen Herzrhythmusstörungen keinerlei Schädigungen nachweisen kann. Es kann sich auch um starke, z. T.

als bedrohlich empfundene Herzschmerzen handeln, wie dies bei einem 45jährigen Patienten der Fall war, den wir in unserer Praxis betreut haben. Er litt seit etwa 20 Jahren an diesen teilweise vernichtenden und ihn mit großer Angst erfüllenden Herzbeschwerden. Alle, auch die intensivsten Herzuntersuchungen, ergaben keinen krankhaften Befund. Mehrere Psychotherapien halfen zwar dem Patienten, mit seinem Leiden besser umgehen zu können, führten jedoch zu keiner Linderung der Beschwerden. Erst mit der homöopathischen Behandlung wurde es möglich, daß dieser Patient zunächst über einige Tage, später über Wochen und jetzt seit einigen Monaten völlig beschwerdefrei ist.

Bei funktionellen Erkrankungen ist homöopathische Behandlung erfolgreich

Der Patient hatte selbstverständlich früher chemische Präparate ohne Erfolg eingenommen. Aber wie bei allen funktionellen Herzerkrankungen, so auch bei dieser, ist von chemischer Behandlung abzuraten. Die Homöopathie kann bei funktionellen Herzerkrankungen große Erleichterungen erzielen.

2. Die sogenannten organischen Herzerkrankungen

Hier ist in erster Linie die Schulmedizin anzuwenden. Da jedoch auch organische Erkrankungen oft funktionell überlagert sind, ist eine zusätzliche homöopathische Behandlung sinnvoll. Man wird beispielsweise einen Herzinfarkt heutzutage zunächst immer schulmedizinisch korrekt behandeln müssen. Nach Stabilisierung des Patienten und Ausheilung der Herzwunde bleiben viele Patienten aber weiter gefährdet. Die Gefährdung besteht nicht nur darin, daß sie ihren Herzinfarkt-fördernden Lebenswandel nicht ändern können, sondern auch, weil ihr Stoffwechsel und ihre Psyche in einem krankheitsfördernden Ungleichgewicht sind. Hier wird die zusätzliche homöopathische Behandlung oftmals Erleichterung schaffen können. Selbst bei schweren Herzmuskelschwächen, die unbedingt schulmedizinischer Behandlung bedürfen, kann durch konsequente Unterstützung mit homöopathischen Mitteln der Medikamentenverbrauch über die Jahre deutlich eingeschränkt werden.

Auch bei organischen Herzerkrankungen ist eine zusätzliche homöopathische Behandlung sinnvoll

Bluthochdruck
muß schulmedizi-
nisch, sollte aber
zusätzlich
homöopathisch
behandelt wer-
den

Bei Kreislauferkrankungen gilt ähnliches. Besonders der Bluthochdruck (Hypertension) bedarf zunächst einer guten schulmedizinischen Behandlung. Doch wie bei den organischen Herzerkrankungen lassen sich auch hier oftmals die z. T. nebenwirkungsreichen Blutdruckmittel durch eine homöopathische Behandlung reduzieren.

Die Hypotonie, also der zu niedrige Blutdruck, sollte, wenn überhaupt, nur homöopathisch behandelt werden.

Für Arteriosklerose, also Gefäßverkalkungen, und die Folgen eines Schlaganfalles gibt es keine wesentliche schulmedizinische Behandlung. Auch die Ergebnisse der Homöopathie lassen hier zu wünschen übrig. Gerade bei Verkalkungen mit Wesensveränderungen und bei den Folgen eines Schlaganfalles sollte jedoch der Versuch einer homöopathischen Behandlung gemacht werden. Man kann die Verkalkung nicht mehr rückgängig machen, aber die Ängste und die schweren Verwirrtheitszustände lassen sich manchmal vermindern. Auch Schmerzen und Gefühlsstörungen nach Schlaganfall lassen sich von Fall zu Fall erträglicher gestalten.

Noch einmal zusammengefaßt: Bei Herz-/Kreislauferkrankungen ist auf die Schulmedizin nicht zu verzichten. Mit Homöopathie allein sollten alle funktionellen Störungen behandelt werden. Eine homöopathische Zusatzbehandlung bei organischen Erkrankungen ist sinnvoll und ersetzt manchmal die schulmedizinische Behandlung.

Atemorgane

Husten, Lungenentzündung bakteriell/viral, Asthma, Krebs

Fangen wir gleich mit dem Bronchialkrebs an. Hier ist natürlich auch die Homöopathie überfordert. Wir können zwar manchmal das tödliche Leiden homöopathisch lindern, wirklich behandeln können wir es nicht. Näheres zum Thema Homöopathie und Krebs erfahren Sie im Kapitel Krebs.

Husten, als Zeichen von Bronchitis oder Lungenentzündung, kann immer zunächst homöopathisch behandelt werden. Hier ist jedoch die ärztliche Untersuchung der Atemwege und der Lunge unbedingt gleichzeitig erforderlich.

Atemwege und Lunge vor homöopathischer Behandlung immer gewissenhaft untersuchen

Asthma ist ein ganz wichtiges Gebiet für die homöopathische Behandlung. Aus diesem Grund bin ich auf Asthma und überhaupt auf allergischen Erkrankungen im Teil C – Die Behandlung der Kinder – sehr ausführlich eingegangen. Je eher sich nämlich der Asthmapatient in homöopathische Behandlung begibt, desto sicherer ist die erfolgreiche Therapie. Man sollte nie eine schulmedizinische Dauertherapie durchführen lassen, bevor nicht die Möglichkeiten der Homöopathie ausgeschöpft sind. Wenn erst einmal eingreifende chemische Medikamente eingenommen worden sind, wird die homöopathische Behandlung schwierig. Aber auch die Einnahme homöopathischer Mischpräparate kann die Heilchancen vermindern.

Grundsätzlich sollten alle sogenannten allergischen Erkrankungen, also beispielsweise Heuschnupfen, Hautausschläge und Asthma, immer erst homöopathisch behandelt werden. Viele langjährige Leidensgeschichten könnten so vermieden werden.

Allergien immer erst homöopathisch behandeln

Magen- und Darmerkrankungen

Sodbrennen, Gastritis, Magengeschwür, Reizdarm, chronische Darmentzündungen, Krebs

Um mit dem oft unheilbaren Magenkrebs anzufangen: wieder können wir von der Homöopathie nur selten eine Heilung, meist nur eine Linderung erwarten. Chirurgisch gibt es aber einige Hoffnungen auf Heilung bei Dickdarmkrebs, wenn dieser rechtzeitig erkannt wird. Deshalb auch an dieser Stelle der Appell, zu den Krebsfrüherkennungsuntersuchungen zu gehen. Wir haben damit zwar auch keine Garantie, aber immerhin die Chance, Krebs rechtzeitig zu entdecken.

Bei den übrigen Magen-Darmerkrankungen können Sodbrennen, Magenschleimhautentzündung, Magengeschwür, Reizdarm und Colitis ulcerosa homöopathisch mit guten Aussichten auf Erfolg behandelt werden. Aber auch hier ist vor der Behandlung die korrekte schulmedizinische Untersuchung erforderlich. Bei all den genannten Erkrankungen hat die Psyche eine große Bedeutung. Die Homöopathie erreicht hier über ihre regulierende Wirkung hervorragende Erfolge.

Aber die Verläufe sind durchaus unterschiedlich. So haben wir eine Patientin betreut, deren seit 20 Jahren bestehende Colitis ulcerosa innerhalb von 5 Jahren mit großen Schwankungen immer besser wurde und jetzt nicht mehr nachzuweisen ist. Bei einer anderen Patientin dauerte die Heilung nur wenige Monate, bei einem Kind ist die Colitis ulcerosa nach 3 Jahren Behandlung nur noch alle 3 bis 6 Monate durch leichte Blutauflagerungen auf dem Stuhl zu erkennen, die nach Gabe des homöopathischen Mittels wieder über Monate verschwinden. Obwohl bei diesem Kind, das früher mit Cortison behandelt werden mußte, von einer Heilung zur Zeit nicht zu reden ist, wird die homöopathische Behandlung von Eltern, Kind und Arzt als erfolgreich empfunden.

Durch homöopathische Behandlung können Cortisongaben vermieden werden

Leber und Galle

Bei Leberentzündungen und Gallensteinen kommt es sehr auf die rechtzeitige homöopathische Behandlung an. Dann lassen sich Galleoperationen verhindern und Leberentzündungen ausheilen. Gewebe, das schon zerstört ist, kann allerdings auch homöopathisch nicht wiederhergestellt werden. Gallensteine, evtl. sogar eingeklemmte, lassen sich praktisch immer mit schulmedizinischen Verfahren beseitigen, homöopathisch selten.

Harnorgane

Blasen- und Nierenentzündungen, Steine, Bettnässen, Blasenschwäche

Meist hat der niedergelassene Arzt Harnwegsentzündungen zu behandeln. Besonders bei den chronischen Entzündungen der Blase und der Niere kann man mit homöopathischer Behandlung eine dauerhafte Ausheilung erreichen. Auf die oftmals langfristige Einnahme von Antibiotika kann man fast immer verzichten.

Blasen- und Nierensteinen kann homöopathisch vorgebeugt werden. Auch der Abgang der Steine kann gefördert werden. Sind sie jedoch zu groß oder eingeklemmt, ist die Homöopathie nicht mehr die richtige Behandlungsform.

Bettnässen, ein Problem vieler Kinder und auch einiger Erwachsener, läßt sich sehr gut homöopathisch heilen. Auch die Blasenschwäche (Inkontinenz) ist einer homöopathischen Behandlung gut zugänglich.
    Immer wieder muß jedoch betont werden, daß vor der Behandlung eine eingehende Untersuchung stehen muß.

Bettnässen und Blasenschwäche lassen sich homöopathisch heilen

Frauenkrankheiten

Hier läßt sich die Homöopathie sehr gut einsetzen, handelt es sich doch meist um hormonelle Regulationsstörungen, um funktionelle Erkrankungen oder um Infektionen.

Um mit den Scheideninfektionen zu beginnen: Auf die übliche Salben- und Zäpfchenbehandlung kann man fast immer verzichten, zumal sie keine Dauerheilung bewirkt. Hier kann durch homöopathische Mittel die Abwehrkraft so verbessert werden, daß keine neuen Pilz- oder Bakterieninfektionen entstehen. Auch Eierstockentzündungen, besonders chronische, gehören in homöopathische Behandlung.

Auch gelingt es immer wieder, Eierstockzysten mit der homöopathischen Behandlung in kurzer Zeit zum Verschwinden zu bringen. Ein homöopathischer Behandlungsversuch vor einer möglichen Operation ist in jedem Fall zu empfehlen.

Periodenstörungen, wie zu starke, zu häufige Blutungen, Schmerzen bei der Periode und unregelmäßige Periode, sind ebenfalls homöopathisch gut zu beeinflussen. Häufig, aber nicht immer, lassen sich auch Beschwerden in den Wechseljahren homöopathisch behandeln. Wenn sie auch nicht immer ganz wegzubekommen sind, so sind sie doch oft zu mildern.

Ganz besonders wichtig ist der Hinweis auf die homöopathischen Mitbehandlungsmöglichkeiten von Krebs. Darauf wird später in dem Kapitel über Krebs noch näher eingegangen.

Hauterkrankungen

Herpes, Ekzeme verschiedener Ursache, Beingeschwüre, Neurodermitis, Psoriasis

Hierbei handelt es sich um ein sehr großes Gebiet. Ich möchte allerdings einige allgemeine Bemerkungen voranschicken, da mit wenigen Ausnahmen für alle Hautkrankheiten die gleichen homöopathischen Behandlungsmöglichkeiten bestehen.

Obwohl viele Hauterkrankungen sehr schlimm aussehen und oft auch dem Erkrankten große Beschwerden, z. B. unerträgliches Jucken bereiten, sind sie aus homöopathischer Sicht zu den weniger gefährlichen Krankheiten zu zählen. Gefährliche Ausnahmen sind Hautkrebs und einige sehr rasch die Haut zerstörende Erkrankungen. Aber Krankheiten wie Neurodermitis, Psoriasis, allergische Ekzeme, Beingeschwüre, Herpes etc. sind solange ungefährlich, wie sie auf der Körperoberfläche bleiben. Eine Behandlung der Hautkrankheiten mit Salben löst das Problem nicht. Aus diesem Grunde haben Salben in der Homöopathie keinen Platz. Nur im Einzelfall kann entschieden werden, ob Salben zur Überbrückung eingesetzt werden, bis die Wirkung der homöopathischen Behandlung eintritt.

Hautkrankheiten sind meist ungefährlicher Ausdruck einer innerlichen Körperregulationsstörung. Eine Behandlung der Hautkrankheit durch Salben, Bestrahlungen und ähnliches muß vermieden werden.

Salben haben in der Homöopathie keinen Platz

Wegen der Bedeutung der Allergien, auch im Zusammenhang mit Hautkrankheiten, bin ich auf dieses Thema ausführlich im Kapitel C – Allergien – eingegangen (siehe Seite 83).

Wenn wir uns jetzt die Hauterkrankungen im einzelnen ansehen, so zählen zu den gut homöopathisch behandelbaren die folgenden:

Herpes, Gürtelrose, Ekzeme verschiedener, auch allergischer Ursache, Neurodermitis, übermäßige Schweißbildung, Nagel- und Haarwachstumsstörungen, Warzen und Muttermale.

Hier sind nur die wichtigsten Erkrankungen genannt. Seltenere homöopathische Erfolge sieht man bei Psoriasis, aber es gibt auch hier Heilungen und vor allem Besserungen, so daß sich ein Versuch lohnt.

Knochen und Gelenke

Bei Beschwerden an Knochen und Gelenken vertraut man sich üblicherweise dem Orthopäden oder Chirurgen an. Auch hier sollten Sie bedenken, daß außer Unfällen und bösartigen Erkrankungen alle Krankheiten des Bewegungsapparates homöopathisch zumindest zu beeinflussen sind. Natürlich wird ein verschlissenes Gelenk nicht geheilt, aber der Entzündungsprozeß und damit auch der Schmerz- und Verschleißprozeß kann zum Stillstand gebracht werden. Am allerwichtigsten ist die möglichst frühzeitige Behandlung des Rheumas. Dies sollte geschehen, bevor wesentliche Deformierungen eingetreten sind. Aber auch in späteren Stadien kann das Rheuma zum Stillstand gebracht werden. Zu beachten ist, daß die homöopathische Rheumabehandlung langfristig angelegt werden muß, besonders wenn schon sehr fortgeschrittene und hochaktive Stadien vorliegen.

Rheuma möglichst frühzeitig homöopathisch behandeln

Auch Ischias, Bandscheibenerkrankungen, Bänderschwäche und die erwähnte Arthrose sprechen auf homöopathische Behandlung an. Gerade bei Bandscheibenvorfällen mag es verwundern, daß es trotz des nachweisbaren Vorfalls homöopathisch zu einer weitgehenden Linderung, manchmal zu einer Heilung kommt; viele gut dokumentierte Berichte beweisen es, so daß ein homöopathischer Behandlungsversuch auch beim Bandscheibenvorfall zu empfehlen ist. Besonders wichtig ist es dabei natürlich, daß der Arzt den Befund kritisch kontrolliert, um den günstigsten Operationszeitpunkt nicht zu verpassen.

Seelische Erkrankungen

Diese Erkrankungen sind ein ganz wichtiges Gebiet, auf dem die Homöopathie z. T. spektakuläre Heilchancen eröffnet. Jedoch möchte ich über diese schwierigen und leicht Mißverständnisse hervorrufende Erkrankungen in dieser einführenden Fibel nicht näher eingehen. Sie sollten nur wissen, daß sich gerade die psychischen Erkrankungen zur homöopathischen Behandlung eignen. Wenn Sie oder Angehörige also auf diesem Gebiet Probleme haben, sollten Sie sich unbedingt mit einem homöopathischen Arzt in Verbindung setzen, um abzuklären, ob die Homöopathie Heilungschancen eröffnet oder ob eine begleitende homöopathische Behandlung das Leiden zumindest lindern und den Medikamentenbedarf senken kann.

Krebs

Bei der Erwähnung der einzelnen Erkrankungen verschiedener Körperregionen wurde teilweise schon auf Krebs eingegangen. Da Krebs heute die zweithäufigste Todesursache ist und eine wirklich ernste Bedrohung des Menschen jeden Alters darstellt und außerdem die schulmedizinischen Behandlungsmöglichkeiten des Krebses oftmals stark eingeschränkt oder wirkungslos sind (bei erheblicher Nebenwirkungsrate), wenden sich viele Patienten hilfesuchend den sogenannten alternativen Heilmethoden zu. So stellt sich auch für den homöopathischen Arzt und seine Patienten die Frage, ob Krebs homöopathisch behandelbar sei.

Grundsätzlich ist Krebs, wie jede andere chronische Erkrankung, homöopathisch behandelbar. Ob Krebs homöopathisch heilbar ist, hängt jedoch von vielen Faktoren ab.

Krebs ist homöopathisch behandelbar

Die homöopathische Krebsbehandlung unterscheidet sich deutlich von der Krebsbehandlung in der Schulmedizin. Aus homöopathischer Sicht geht man davon aus, daß Krebs grundsätzlich und von Anfang an eine Erkrankung des ganzen Menschen ist und nicht nur eine Erkrankung z.B. des Darmes, des Magens oder der Brust. Auch in den Frühstadien des Krebses, wo nur in dem betroffenen Organbereich bösartige Zellen nachzuweisen sind, geht die Homöopathie davon aus, daß der gesamte Organismus bereits betroffen ist.

Das ist auch der Grund, weshalb Homöopathen von Krebsoperationen, auch sogenannten gelungenen Krebsoperationen, als Heilmethode nicht überzeugt sind. Es bedarf zur Heilung des Krebses einer Heilung des gesamten Organismus, damit sich bereits vorhandene Krebszellen nicht weiter vermehren können oder damit keine neuen Krebswucherungen entstehen können.

Als Konsequenz daraus versuchen homöopathische Ärzte, den Menschen frühzeitig „immunstabilisierend" zu behandeln, so daß Krebs gar nicht erst entstehen kann. Entsprechend berichten homöopathische Praktiker, die eine 40- und mehrjährige Praxis haben, daß sie im Laufe dieser Zeit keine oder fast keine Krebserkrankungen bei ihren Patienten gesehen haben.

Ist es jedoch bereits zum Krebswachstum gekommen, so ist eine homöopathische Behandlung umso erfolgversprechender, je frühzeitiger sie einsetzt. Dieses „frühzeitig" bezieht sich auf das Stadium des Krebses, aber auch auf den Einsatz der homöopathischen Mittel innerhalb des Behandlungskonzeptes. So ist es besonders erfolgversprechend, wenn Patienten homöopathisch behandelt werden, bei denen ein Krebs im Frühstadium operativ entfernt werden konnte. Hier kann die homöopathische Behandlung die allgemeine Abwehrkraft des Organismus stützen oder gar aufbauen, um so ein erneutes Entstehen des Krebses zu verhindern. Auch die möglichst frühzeitige homöopathische Behandlung im Rahmen eines Krebstherapiekonzeptes ist unbedingt anzustreben. Wenn die homöopathische Behandlung noch vor der operativen Entfernung der Krebsgeschwulst beginnen kann, so sind aus homöopathischer Sicht die Behandlungsbedingungen und damit auch die Ergebnisse besser.

Besonders ungünstig, aber keinesfalls aussichtslos, ist eine homöopathische Krebsbehandlung, wenn bereits Operation, Chemotherapie und/oder Bestrahlungen stattgefunden haben. Zu diesem Zeitpunkt ist der Organismus unter Umstän-

Homöopathische Behandlung unterstützt die Abwehrkraft des Organismus

den bereits so mitgenommen durch die Grundkrankheit und die Behandlungsmaßnahmen, daß es sehr schwer ist, ihn mit homöopathischen Mitteln noch einmal zu stabilisieren.

Aber auch in späten Stadien der Krebskrankheit können mit homöopathischer Behandlung oder Begleitbehandlung noch positive Ergebnisse erreicht werden. Oft können Schmerzmittel, die den Patienten stark beeinträchtigen, geringer dosiert oder ganz weggelassen werden. Patienten können unter homöopathischer Begleitbehandlung trotz weiter wachsender Krebsgeschwulst so stabilisiert werden, daß sie am täglichen Leben wieder teilnehmen können.

Zusammenfassend kann gesagt werden, daß bei allen Krebserkrankungen, gleichgültig in welchem Stadium, eine homöopathische Behandlung oder zumindest eine Mitbehandlung in Erwägung gezogen werden sollte. Die möglichst frühzeitige homöopathische Behandlung ist besonders erfolgversprechend.

In jedem Stadium der Krankheit wirkt sich die begleitende homöopathische Behandlung positiv aus

Wichtig ist auch die Gruppe von Erkrankungen, die nur begleitend homöopathisch behandelt werden kann, da unbedingt zunächst schulmedizinische Behandlung notwendig ist. Hierzu gehören die im nachfolgenden Kapitel genannten Erkrankungen.

Sonstige Krankheiten

Diabetes, gewisse Schilddrüsenerkrankungen, Verletzungen, Mangelzustände verschiedener Art

Erkrankungen, bei denen etwas unwiederbringlich fehlt, also z.B. das Insulin bei Diabetes, sind einer homöopathischen Therapie in der Regel nicht zugänglich. Es gibt homöopathische Heilungen eines Diabetes, aber das sind absolute Seltenheiten, wir können nicht damit rechnen.

Bei Verletzungen, die üblicherweise sofort chirurgisch behandelt werden sollten, kann durch homöopathische Begleitbehandlung oft ein schnelleres und günstigeres Heilungsergebnis erzielt werden.

Krankheiten durch Umweltgifte

Eine besondere Gruppe von Krankheiten stellen die sogenannten Umweltkrankheiten dar. Bei ihnen handelt es sich um ganz unterschiedliche Krankheiten, die in den vorigen Kapiteln meist schon erwähnt wurden, deren gemeinsame Ursache aber in dem schädigenden Einfluß der vom Menschen veränderten Umwelt liegt.

Ob es sich um Lungenerkrankungen durch Autoabgase handelt, um Hauterkrankungen durch Waschmittel oder um Krebs durch radioaktive Strahlen, um nur wenige Beispiele zu nennen: schädigende Einflüsse aus unserer Umwelt führen zu Krankheiten oder verschlimmern diese. Auch bei diesen Krankheiten sollte man an die Möglichkeit einer homöopathischen Behandlung denken. Oft sind die Folgen einer meist schleichenden chronischen Vergiftung mit üblichen Medikamenten nicht zu beseitigen. Homöopathisch bestehen hier große Chancen, den Körper zur Ausscheidung dieser Gifte anzuregen und damit eine Heilung einzuleiten.

Die homöopathische Behandlung kann den Körper zur Ausscheidung von Umweltgiften anregen

Sinn hat eine homöopathische Behandlung allerdings auf Dauer nur dann, wenn die ständige Giftzufuhr unterbrochen wird. Das bedeutet, daß z.B. die holzschutzmittelhaltige Holzdecke beseitigt oder das Amalgam aus den Zähnen richtig entfernt wurde.

Der Arzt muß also zunächst erst einmal erkennen, daß die vorliegende Krankheit durch Umweltgifte hervorgerufen worden sein könnte. Hier ist die ausführliche Erhebung der Krankengeschichte, wie sie in der Homöopathie unumgänglich ist, von großem Vorteil. Allein durch die intensive Beschäftigung mit seiner „Krankengeschichte" ist schon mancher Patient auf den eigentlichen Auslöser seiner Krankheit gestoßen.

Impfungen

Das Thema Impfungen ist von großer Wichtigkeit. Sowohl in der Schulmedizin als auch unter Homöopathen wird über Nutzen, Schaden und Sinn von Impfungen diskutiert und nachgedacht. Während es in der Schulmedizin nur wenige Ärzte gibt, die Impfungen sehr kritisch beurteilen, gibt es in der Homöopathie nur wenige Kollegen, die Impfungen positiv gegenüberstehen. Jedoch kann man sagen, daß die Homöopathie nicht grundsätzlich gegen Impfungen eingestellt ist. Sowohl Impfungen als auch homöopathische Behandlungen gründen auf der Behandlung mit Ähnlichem, wenn auch in ganz anderen Dosierungen. Hahnemann war einer der ersten, der die Entdeckung der Pockenimpfung würdigte, später nahm er jedoch kritisch Stellung zu den Folgen dieser Impfung.

Nur wenige Impfungen werden aus homöopathischer Sicht positiv bewertet

Am Beispiel der Pockenimpfung, die inzwischen nicht mehr durchgeführt wird, kann man sehr gut die Hoffnungen und Enttäuschungen illustrieren, die mit Impfungen verbunden sind und leider auch, welche Bedeutung Ruhmessucht und Geschäftemacherei in diesem Zusammenhang haben.

Der Grundgedanke der Pockenimpfung war, daß man bei gesunden Personen versuchte, eine leichte Pockenerkrankung hervorzurufen, damit der Körper dadurch auch gegen schwere Pockenerkrankungen geschützt ist. Zunächst versuchte man es, indem man Gesunde mit dem Eiter von leicht an Pocken erkrankten Menschen infizierte. Bald merkte man, wie gefährlich dieses Verfahren war: viele der „Geimpften" starben an Pocken, viele erkrankten schwer daran.

Ende des 18. Jahrhunderts versuchte der englische Arzt E. Jenner durch Überimpfen von Kuhpockeneiter Menschen gegen Pocken zu impfen. Obwohl auch nach dieser Impfmethode Todesfälle auftraten – Jenners eigener Sohn verblödete auf Grund der Impfung – wurde der Impfstoff als nebenwirkungsarm betrachtet und in Europa verbreitet. Waisenkinder wurden dazu benutzt, um den Impfstoff durch immer wiederholtes Verimpfen weniger gefährlich zu machen. Zunächst unbemerkt wurden mit dieser Methode viele Krankheiten der Kinder auf ansonsten Gesunde übertragen.

Trotz flächen deckender Pockenimpfung keine Verminderung der Erkrankungen

Die in Deutschland seit 1816 geführte Pocken-Todesfallstatistik zeigte, daß es trotz weit verbreiteter Impfung zu keiner Verminderung der Pockenerkrankungen kam. Im Krieg 1870/71 kam es zu sehr großen Pockenausbrüchen, weswegen eine zweite Pflichtimpfung im 12. Lebensjahr eingeführt wurde. Daraufhin, so haben es alle Ärzte im Studium gelernt, sank die Zahl der Pockentoten dramatisch. Wenn man sich die Todesfallstatistik jedoch einmal genau ansieht, so stellt man fest, daß die Zahl der Todesfälle von ca. 84 000 im Jahre 1871 bereits auf 1548 im Jahre 1875 gesunken war. Erst von diesem Zeitpunkt an wurde die zweite Impfung im 12. Lebensjahr durchgeführt.

Mit anderen Worten: Obwohl die einmalige Pocken-Pflichtimpfung im ersten Lebensjahr schlimme Pockenepidemien – wie die von 1871/72 – nicht verhindern konnte und obwohl die Zweitimpfung im 12. Lebensjahr nicht zu einem Rückgang der Pockentodesfälle beigetragen hat, blieb diese Impfung staatlich verordnete Pflichtimpfung, zu der mit Polizeigewalt gezwungen werden konnte. Bei nachfolgenden kleineren Pockenepidemien erkrankten sowohl Geimpfte (denn die meisten waren durch die Pflichtimpfungen ja geimpft) als auch Ungeimpfte. Erst 1982 wurde per Gesetz die gesetzliche Pocken-Pflichtimpfung für alle aufgehoben, nachdem bereits 1975 die Erstimpfpflicht für Säuglinge aufgehoben worden war.

Noch heute glauben die meisten Ärzte, daß die Pockenimpfung ein gutes Beispiel dafür ist, wie gefährliche Erkrankungen mit Hilfe von Impfungen ausgerottet werden können. Daß in Wirklichkeit nach Pockenmassenimpfungen in den Ländern der Dritten Welt neue Epidemien ausbrachen und daß die Pockenimpfungen in den Industrieländern hohe Nebenwirkungsraten bis zu Todesfällen hatten, wird erst in neuerer Zeit allgemein bekannt. So stellt denn auch die Weltgesundheitsorganisation in ihrem Abschlußbericht fest, daß

es lediglich hygienische Maßnahmen waren, die die Pockenerkrankungen weltweit beendet haben. Während es verständlich erscheint, daß im 18. Jahrhundert mit der Einführung der Pockenimpfung aufgrund noch fehlender medizinischer Kenntnisse viel Schaden unter den Gesunden angerichtet wurde, so ist es unerklärlich, wie bis in jüngste Zeit hin-
ein eine nebenwirkungsreiche Impfung propagiert wurde,
deren Nutzen nie belegt werden konnte.

Dieses Beispiel von der Pockenimpfung ist deswegen so
wichtig, weil heutzutage immer wieder neue Impfungen erforscht und eingeführt werden, über deren Langzeitauswir-
kungen keine Erfahrungen vorliegen können. Im folgenden
werde ich bei den einzelnen Impfungen auf diesen Punkt immer wieder hinweisen.

Bei neuen Impfstoffen liegen häufig keine Studien über Langzeit-folgen vor

Es gibt also ein wichtiges Argument, mit Impfungen vorsichtig umzugehen, wenn man – wie oben dargelegt – bedenkt, daß der Langzeitnutzen der meisten Impfungen nicht
bewiesen werden kann.

Es gibt aber auch noch andere Probleme, die mit Impfungen
verbunden sind. So gilt es zu bedenken, daß mit den meisten
Impfungen nicht unbeträchtliche Mengen fremden Eiweißes
in den Körper gelangen. Fremdes Eiweiß, das ist auch in der
Schulmedizin unbestritten, kann erhebliche kurz- und langfristige Störungen (z.B. Allergien) zur Folge haben. Dieses
Fremdeiweiß wird ja an den wesentlichen Schutzmechanis-
men des Körpers vorbei direkt in den Körper eingespritzt.

Nicht zu vernachlässigen sind auch die möglichen Nebenwirkungen, die durch Konservierungsmittel in den Impfstoffen oder durch Spuren von beigegebenen Antibiotika auftreten können.

Aber selbst wenn die Impfung ihren Zweck erfüllt, nämlich
bestimmte Immunreaktionen zu stimulieren, kann es zur
Störung des natürlichen Immungleichgewichtes und zur Zerstörung der Schutzfunktion des Immunsystems kommen. So
gibt es Untersuchungen in den USA, die belegen, daß Geimpfte eine geringere Abwehrkraft gegen Krankheiten haben, ge-

gen die sie nicht geimpft worden sind, als Ungeimpfte. Die Fähigkeit, mit Krankheiten fertig zu werden, wird also herabgesetzt. Das können viele Ärzte bestätigen, die nach Impfungen kurzfristig leichte grippale Infekte bei den Geimpften (vorallem bei Kindern) beobachtet haben, was auf eine akute Verminderung der Abwehrkraft hindeutet.

Kinderkrank-heiten sind wichtig für die Entwicklung des Immunsystems

In Bezug auf Impfungen gegen Kinderkrankheiten vertritt die Mehrheit der Homöopathen die Ansicht, daß Kinderkrankheiten und deren Überwindung ein wichtiger Entwicklungsschritt im Leben eines Kindes sind. Das Immunsystem des Kindes bildet sich erst langsam im Verlauf seines Lebens aus. Der Körper muß sozusagen lernen, wie er mit einer Krankheit umgeht, und dazu benötigt er ein gewisses Maß an Übung. Dieses Lernen des Immunsystems vollzieht sich im Kindesalter unproblematischer als im Erwachsenenalter, was daran zu sehen ist, daß Kinderkrankheiten bei Kindern im allgemeinen leicht überstanden werden, bei Erwachsenen jedoch zu großen Komplikationen führen können. Das läßt sich in letzter Zeit zunehmend bei Erwachsenen beobachten, die an einer Kinderkrankheit erkranken, gegen die sie zwar geimpft sind, der Impfschutz aber inzwischen nachgelassen hat.

Das Immunsystem kann also von einer gewissen Belastung durch Kinderkrankheiten im Kindesalter profitieren. Insofern sollten wir unseren Kindern nicht durch übermäßiges Impfen die Chance nehmen, sich mit diesen Krankheiten auseinanderzusetzen und daran zu reifen, auch wenn dieser Weg für die Eltern zunächst mühsamer sein kann.

Sowenig man Impfungen in Bausch und Bogen verdammen sollte, sowenig kann man guten Gewissens alle Impfungen befürworten. Homöopathische Ärzte sind grundsätzlich gegen Impfungen, die Kinderkrankheiten verhindern sollen. Aber auch andere Impfungen bei Kindern werden abgelehnt, da hierfür noch keine ausreichenden Langzeiterfahrungen vorliegen. Das heißt, keine Impfungen gegen HIB, Masern, Mumps, Keuchhusten, FSME; keine Rötelnimpfung bei Kindern und keine Impfung gegen Tuberkulose. Viele Homöopathen halten Impfungen gegen Diphtherie, Tetanus und Kinderlähmung in der Bundesrepublik gleichfalls für unnötig. Jedoch ist bei den Impfungen gegen Kinderlähmung und Tetanus, anders als bei den oben erwähnten Impfungen, nicht unbedingt abzuraten.

Bei Impfungen von Erwachsenen ist von der Influenza (Grippe)-Impfung abzuraten. Auch die Impfungen gegen Hepatitis A, Hepatitis B und Tollwut werden von Homöopathen kritisch gesehen. Von einer Impfung gegen von Zecken übertragene Hirnhautentzündung (FSME) ist nicht nur bei Kindern sondern auch bei Erwachsenen abzuraten, außer in Endemiegebieten und bei besonders gefährdeten Menschengruppen, wie Forstarbeiter in Gebieten mit infizierten Zecken.

Es gibt viele allgemeine Gesichtspunkte, die Impfungen aus medizinischer Sicht als unwirksam oder schädlich erscheinen lassen. Deswegen wird von vielen Impfungen abgeraten. Aus homöopathischer Sicht kann umso leichter auf die Impfungen gegen Kinderkrankheiten verzichtet werden, als die homöopathische Heilmethode wirksame Möglichkeiten hat, Kinderkrankheiten zu behandeln. Durch die homöopathische Behandlung ist gewährleistet, daß die Kinderkrankheiten das erhoffte Ziel einer Immunsystemstimulierung und damit eine Reifung erreichen und sich in Einzelfällen nicht durch schwere Verlaufsformen auf das Kind auswirken.

Es sind übrigens nicht nur Homöopathen, die Impfungen differenziert nach ihrem möglichen Nutzen und Schaden beurteilen. Auch viele schulmedizinische Ärzte wenden sich gegen Impfkampagnen, die einen lückenlosen Impfschutz aller Kinder anstreben. Diese Ärzte haben sehr wohl die heilsamen Folgen z.B. einer natürlich durchgemachten Maserninfektion bei ihren Patienten beobachtet. So verschwinden nicht selten Asthma, Neurodermitis, Bettnässen, Stottern, um nur einige

Auch Schulmediziner wenden sich gegen lückenlosen Impfschutz

zu nennen, nach einer Masernerkrankung. Auch daß Röteln und Mumps, wenn sie im Kindesalter auftreten, völlig harmlose Krankheiten sind, weiß jeder erfahrene Arzt. Es wird zwar immer wieder gesagt, daß Mumps eine spätere Unfruchtbarkeit bei Jungen hervorrufen könne; dies ist jedoch nie wissenschaftlich nachgewiesen worden.

Da heute der richtige Umgang mit den Kinderkrankheiten weitgehend verlernt worden ist, kommt es immer wieder einmal zu Komplikationen. So wird z. B. das Fieber gesenkt, so daß die Abwehrkräfte nicht richtig stimuliert werden können. Auch die Einhaltung von Bettruhe und Reizabschirmung (Fernsehen) während der Erkrankung ist nicht immer gewährleistet.

Da der Zusammenhang zwischen Impfungen und späteren Erkrankungen an Immunschwäche (z. B. Infektneigung, Asthma, Krebs, Aids) noch nicht wissenschaftlich geklärt ist, stellen die Massenimpfungen ein großes volksgesundheitliches Experiment dar, dessen langfristiges Ergebnis weitgehend unbekannt ist. Noch werden leider die meisten Kinder gegen Masern, Mumps, Röteln usw. geimpft, so daß die homöopathischen Ärzte viele Kinder wegen der Impffolgen behandeln müssen.

Aber auch diesen Kindern kann noch geholfen werden. Als Beispiel denke ich an solche Kinder, die seit Jahren unter immer wiederkehrenden Erkältungen zu leiden hatten. Diese Anfälligkeit bestand eindeutig seit der BCG-Impfung, also seit der Geburt. Die einmalige Gabe des entsprechenden homöopathischen Mittels hatte bei diesen Kindern auf Dauer heilende Wirkung.

Viele Kinder leiden seit der BCG-Impfung an immer wiederkehrenden Erkältungskrankheiten

Auch andere Impfschäden, wie z. B. Nervosität, Lernstörungen, Schlafstörungen, schrilles Schreien und Krampfanfälle, lassen sich oft homöopathisch heilen. Diese Impfschäden werden von den Ärzten oft nicht als solche erkannt, weil für sie der Zusammenhang mit der Impfung nicht zweifelsfrei bewiesen ist. Tatsächlich gibt es nur wenig große Untersuchungen, die die Spätfolgen von anscheinend gut vertragenen Impfungen untersucht hätten. Es sind jedoch die Eltern, die meist sehr genau den Zusammenhang zwischen einer Impfung und deren Folgen beschreiben können. Wenn dann auch noch das bei Impfschäden angezeigte homöopathische Mittel hilft, ist für den Homöopathen der Zusammenhang zwischen Impfung und Erkrankung wahrscheinlich.

Wie immer auch Schulmediziner oder Homöopathen zu Impfungen eingestellt sind, letztlich müssen doch die Eltern für ihre Kinder und der Patient für sich selber entscheiden, ob geimpft wird oder nicht.

Um Ihnen eine Entscheidung überhaupt erst möglich zu machen, habe ich im folgenden die Impfungen einer kritischen Beurteilung unterzogen. Die Informationen dazu habe ich aus der gesamten Weltliteratur, aus Büchern und Studien und aus eigenen Untersuchungen zusammengetragen. Ich habe mich dabei bemüht, nur solche Daten und Empfehlungen zu übernehmen, die glaubwürdig belegt worden sind. Für diejenigen, die sich intensiver mit diesem Thema auseinandersetzen möchten, gibt es inzwischen ein breites Angebot an Literatur. Eine Auswahl der hier zugrundegelegten und glaubwürdigen Literatur finden Sie im Literaturverzeichnis.

Masern, Mumps und Röteln

Diese Impfungen scheinen gegen die entsprechenden Erkrankungen oftmals wirksam zu sein. Es gibt jedoch genügend Berichte über den Ausbruch von Masernepidemien, obwohl – wie in den USA – über 98% der Bevölkerung geimpft sind. Bei solchen Masernepidemien erkranken regelmäßig auch Geimpfte. Diese Impfungen scheinen also auch bei vollständiger Impfung der Bevölkerung nicht zur Ausrottung der entsprechenden Erkrankung zu führen. Weiterhin ist problematisch, daß der Impfschutz im Lauf der Jahre nachläßt, so daß er immer wieder aufgefrischt werden muß, wenn man Kinderkrankheiten im Erwachsenenalter verhindern will. Pro-

Geimpfte können dennoch an Masern erkranken

blematisch ist auch, daß geimpfte Mütter das Neugeborene nicht mehr mit genügend Schutzstoffen gegen die entsprechende Kinderkrankheit versorgen können, so daß bereits Säuglinge wegen ihres noch schwach ausgebildeten Immunsystemes gefährlich an diesen Kinderkrankheiten erkranken können. Unabhängig von der Wirksamkeit oder Unwirksamkeit der Impfungen lehnen es Homöopathen, wie bereits ausgeführt, grundsätzlich ab, Kindern diese Kinderkrankheiten durch Impfungen zu ersparen.

Die Entscheidung gegen die Masernimpfung fällt deshalb umso leichter, weil gerade bei der Masernimpfung mittelfristige und Langzeitnebenwirkungen bekannt sind. So sind als mittelfristige Masernimpffolgen vor allen Dingen Störungen im Tag-Nacht-Rhythmus und verstärkte Infektneigung zu beobachten. Langfristige Masernimpffolgen betreffen vor allen Dingen das Immunsystem, merkbar an Ausbrüchen und Verschlechterung von allergischen Erkrankungen wie Heuschnupfen und Asthma. Aber auch die Zunahme von entzündlichen Darmerkrankungen, wie Colitis ulcerosa und M. Crohn, als Folge der Masernimpfung ist inzwischen nachgewiesen worden.

Die Impfung gegen Mumps soll unter anderem davor schützen, daß Kinder an Mumps-Gehirnhautentzündung oder Mumps-Bauchspeicheldrüsenentzündung erkranken. Letztere kann zur Zuckerkrankheit führen. Da auch die Impfung zur Zerstörung der Bauchspeicheldrüse und zu Hirnhautentzündungen führen kann, und zwar bei gesunden Kindern, ist diese Impfung kritisch zu bewerten. Mit homöopathischer Behandlung der Mumpserkrankung sind bisher keine Hirnhautentzündungen oder Diabeteserkrankungen bekannt geworden. Die Mumpsimpfung hat nur eine sehr schlechte Wirksamkeit. Wenn sie wirkt, so wirkt sie nicht lange und verschiebt nur das Erkrankungsalter aus der Kindheit ins Jugendlichen- und Erwachsenenalter. Gerade in diesen höheren Altersgruppen führt die Mumpserkrankung jedoch zu vermehrter Schädigung der Keimzellen und damit zu der im-

Die Mumps-impfung verschiebt nur das Erkrankungsalter

mer wieder erwähnten Unfruchtbarkeit der Männer. Diese Unfruchtbarkeit tritt wahrscheinlich jedoch nicht auf, wenn Jungen im Kindesalter an Mumps erkranken. Insofern führt die Impfung, die eigentlich schützen sollte vor dieser Mumpsnebenwirkung, letztlich zu einer erhöhten Gefährdung.

Die harmlose Rötelnerkrankung ist deswegen problematisch, weil Schwangere mit Röteln angesteckt werden können und damit ihr ungeborenes Kind gefährden. Um diese Gefahr zu vermeiden, genügt es vollständig, Frauen vor einer möglichen Schwangerschaft zu impfen, falls sie bis dahin noch nicht an Röteln erkrankt waren. Leider ist die Impfung an sich relativ schwach wirksam. Trotzdem sind erhebliche Nebenwirkungen, besonders Rheumaerkrankungen, als Folge der Impfung zu befürchten. Der Rötelnimpfstoff weist, wie viele andere Impfstoffe, problematische Inhaltstoffe auf, beispielsweise das Antibiotikum Neomycinsulfat. Es ist also wesentlich besser und ungefährlicher, wenn Mädchen an Röteln erkranken. Nur dann haben sie einen sicheren und nebenwirkungsfreien Schutz vor einer erneuten Rötelnerkrankung und nur so kann auch die schlimme Rötelnembryopathie vermieden werden.

Erkrankung an Röteln ist ein besserer Schutz als eine Impfung

Zusammenfassung:

Impfungen gegen Masern, Mumps und Röteln sind bei homöopathisch behandelten Kindern unnötig. Bei Mädchen sollte in der Pubertät der Antikörpertiter gegen Röteln bestimmt werden. Falls er nicht hoch genug ist, kann eine Rötelnimpfung empfohlen werden. Die Rötelnimpfung bei Jungen ist immer unnötig.

Keuchhusten

Keuchhusten war früher eine gefürchtete Erkrankung, an der viele Kinder, besonders Säuglinge, gestorben sind. Seit Kriegsende bis heute sind die schweren Keuchhustenerkrankungen wesentlich zurückgegangen, die Sterblichkeit ist minimal.

Die Nebenwirkungsrate der Keuchhustenimpfung ist beträchtlich, weswegen die Keuchhustenimpfung zeitweise nicht mehr empfohlen werden konnte.

Ein neuer Keuchhustenimpfstoff, der sogenannte azelluläre Impfstoff, zeichnet sich nach großen Untersuchungen durch eine geringere Nebenwirkungsrate aus. Damit verbunden war allerdings auch eine geringere Wirkung. Die relativ geringe Nebenwirkungsrate des Impfstoffes bezieht sich nur auf kurzfristige Nebenwirkungen der Impfungen. Langzeitige Impfnebenwirkungen werden überhaupt nicht untersucht. Auch wenn ein Verdacht auf solche besteht, werden weitergehende Untersuchungen nicht durchgeführt. Dies geschah auch so bei diesem azellulären Keuchhusten-Impfstoff, bei dessen Überprüfung ungeklärte Todesfälle festgestellt wurden. Die damals geforderte Nachuntersuchung über die möglichen tödlichen Folgen der Impfung sind niemals durchgeführt worden. Überhaupt ist zu fragen, ob bei der zur Zeit milden Verlaufsform des Keuchhustens und der Möglichkeit einer schulmedizinischen Behandlung nicht auf die noch immer problematische Impfung verzichtet werden kann.

Aus homöopathischer Sicht ist eine Keuchhustenimpfung heutzutage überflüssig. Die homöopathische Behandlung des Keuchhustens ist so effektiv und völlig nebenwirkungsfrei, daß auf eine Impfung in jedem Fall verzichtet werden kann. Auch mit Antibiotika ist eine Keuchhustenbehandlung möglich.

Zusammenfassung:

Wegen der weitgehend milden Verlaufsform des Keuchhustens und der schulmedizinischen und homöopathischen Behandlungsmöglichkeiten ist von der nebenwirkungsreichen Impfung abzuraten.

Keuchhusten kann homöopathisch effektiv und ohne Nebenwirkungen behandelt werden

HIB-Meningitis

Erst in den letzten Jahren wird den auch antibiotisch behandelbaren Infektionen mit den Bakterien Haemophilus-Influenzae Typ B größere Beachtung geschenkt. Seit ein Impfstoff gegen diese Erreger im Handel ist, gibt es zunehmend Berichte über die Gefährlichkeit und die große Häufigkeit der Erkrankungen.Es gibt jedoch keine Berichte über die häufigen Nebenwirkungen der Impfungen, wobei durch Gabe von Kombinationsimpfungen verschleiert wird, auf welche Impfung die Schwächung des Immunsystems (merkbar an den oft monatelangen Infektionen) zurückgeht. Auch für die HIB-Impfung gilt, daß Langzeiterfahrungen nicht vorliegen. Ob überhaupt Untersuchungen auf Langzeitnebenwirkungen durchgeführt werden, ist zweifelhaft. Erst lange nach der weltweiten Einführung wurde überhaupt nachgewiesen, daß die HIB-Impfung wirksam ist. Diese Wirksamkeit ist jedoch nicht sehr groß, da auch bei Geimpften immer wieder HIB-Meningitiden aufgetreten sind.

Für HIB-Impfungen liegen keine Langzeiterfahrungen vor

Ein besonderes Problem, nicht nur der HIB-Impfstoffe, ist oft die Herstellung. Bei einem bestimmten HIB-Impfstoff wurden die Erreger auf Nährböden gezüchtet, die verdächtig waren, BSE (Rinderwahnsinn) auf den Impfstoff übertragen zu können. Dies führte zum Verbot dieses Impfstoffes in Italien, nachdem bereits Tausende von Kindern damit geimpft worden waren. Dies belegt, wie problematisch es sein kann, neue Impfungen kritiklos bei Millionen von Kindern einzusetzen.

Zusammenfassung:

Gegen die relativ seltene HIB-Meningitis ist eine Impfung, deren Langzeitunbedenklichkeit nicht nachgewiesen ist, nicht zu empfehlen. Der Impfschutz scheint nicht besonders ausgeprägt zu sein. Die Impfung scheint manchmal zu anhaltenden Störungen des Immunsystems zu führen.

Diphtherie

Die Diphtherie ist eine bei uns sehr seltene Erkrankung, die jedoch früher, besonders in Kriegszeiten, eine große Bedeutung hatte. Ein statistischer Nachweis, daß Diphtherie-Impfungen auf die Erkrankungshäufigkeit einen günstigen Einfluß haben, ist nie erbracht worden. Es handelt sich um eine Impfung mit „entschärften" Toxinen, also Giftstoffen des eigentlichen Diphtherie-Erregers. Diese Impfung wäre also, wie auch bei der Tetanus-Impfung beschrieben, wegen ihrer nicht zu großen Nebenwirkungsrate zu empfehlen, wenn sie denn jemals genützt hätte.

Zusammenfassung:

Die Diphtherie-Impfung ist wegen mangelndem Wirksamkeitsnachweis nicht zu empfehlen.

Wundstarrkrampf (Tetanus)

Bei der Erkrankung an Wundstarrkrampf handelt es sich um eine sehr schwere Infektionskrankheit, die zum Tode führen kann. Geimpft wird, ähnlich wie bei der Diphtherie, nicht mit dem Erreger der Krankheit, sondern mit dem entgifteten Gift des Erregers. Der Wundstarrkrampf-Erreger wird vor allen Dingen durch Pferdemist, Gartenerde, rostige Metallgegenstände und Straßenstaub verbreitet. Nur wenn sich die Erreger in einer geschlossenen Wunde vermehren können, kommt es zur Erkrankung. Deshalb sind Stichwunden meist gefährlicher als offene blutende Wunden.

Überimpfung gegen Tetanus kann schwere Nebenwirkungen hervorrufen

Die Erkrankung selber ist nicht ansteckend. Das Überstehen einer Wundstarrkrampf-Erkrankung führt nicht zur Immunität. Deshalb ist es erstaunlich, daß die viel schwächere Impfung eine Wirkung haben soll. Die Wirksamkeit der Tetanus-Impfung ist nie wissenschaftlich korrekt untersucht worden.

Es sind schwere Nebenwirkungen nach Tetanus-Impfungen beobachtet worden. Besonders häufig kamen sie vor, wenn eine Überimpfung gegen Tetanus vorgelag.

Die Tetanus-Erkrankung ist bereits vor Einführung der Massenimpfung drastisch zurückgegangen und wurde in ihrer Häufigkeit durch die Impfkampagnen nicht beeinflußt. In den Entwicklungsländern spielt die Tetanus-Erkrankung weiterhin eine große Rolle, weil dort besonders Neugeborene infiziert werden. Die Heilungschancen bei einer Tetanus-Erkrankung sind trotz intensivmedizinischer Behandlung mit 50% relativ schlecht.

Es ist fraglich, ob bei dem geringen Auftreten der Tetanus-Erkrankung eine lebenslange Durchimpfung der Bevölkerung sinnvoll ist. Da schwere Impfnebenwirkungen relativ selten sind und da man ein Überimpfen durch Titerbestimmungen heutzutage sicher vermeiden kann, ist die Tetanus-Impfung nicht so kritisch zu beurteilen wie andere Impfungen. Je reifer das Immunsystem eines Kindes ist, wenn man es impft, desto weniger Schaden wird man anrichten. Daraus folgt die Empfehlung, Kinder so spät wie möglich gegen Tetanus zu impfen, wenn man es überhaupt für notwendig hält.

Kinder so spät wie möglich gegen Tetanus impfen

Zusammenfassung:

Die Tetanus-Impfung scheint weniger wichtig zu sein als bisher angenommen. Die Grundimmunisierung sollte möglichst spät erfolgen, wenn das Immunsystem des Kindes schon reifer ist. Vorher besteht bei gut behüteten Kleinkindern auch keinerlei Infektionsgefahr. Auffrischimpfungen der gut verträglichen Impfung sollten nur nach vorheriger Titerbestimmung (Bluttest) erfolgen. Den vollständigen Verzicht auf die Impfung empfehle ich nicht.

Polio (Kinderlähmung)

Kinderlähmung wird durch Viren übertragen. Nur bei weniger als 1% der Ansteckungen kommt es zu den bekannten und gefürchteten Lähmungen. Während die älteren Impfstoffe, die in Afrika ausprobiert worden sind, gefährlich waren und Affenviren übertrugen (weil sie auf Affennieren gezüchtet worden waren), gilt die bisher übliche Schluckimpfung als harmlos. Zu bedenken ist allerdings, daß die jetzt noch auftretenden Kinderlähmungsfälle durch diese Impfung selbst entstanden sind, weswegen heute empfohlen wird, mit der gespritzten Impfung zu beginnen. Die Schluckimpfung gilt als gut wirksam. Die Kinderlähmung ist allerdings in England, wo fast nicht geimpft wurde, genauso zurückgegangen wie in Deutschland, wo geimpft wurde.

Da die Schluckimpfung den natürlichen Infektionsweg nachahmt, bestehen keine Gefahren der Einbringung von Fremdeiweiß direkt in den Körper. Durch die gespritzte Impfung fällt unter anderem dieser Vorteil wieder weg. Um also das geringe Risiko zu umgehen, daß durch die Schluckimpfung selbst eine Poliomyelitis ausgelöst wird (1 Fall auf 4,4 Mio Impfdosen pro Jahr), verpflichtet man jetzt die Ärzte, die gespritzte Polioimpfung anzuwenden, deren Langzeitnebenwirkungen nie untersucht worden sind und deswegen auch nicht bekannt sein können. Man wird also, wenn man sich überhaupt die Mühe macht, frühestens in 20 Jahren sehen, welchen Schaden man möglicherweise angerichtet hat. Aber weil Langzeitnebenwirkungen, wie z.B. Allergien und Abwehrkraftverminderungen mit entsprechenden chronischen Folgekrankheiten, durch Einbringen von Fremdeiweiß nur sehr schwierig nachgewiesen werden können, ist nicht zu erwarten, daß man die Schluckimpfung wieder einführen wird.

Da in Deutschland praktisch keine Infektionsgefahr besteht (es sei denn durch frisch geimpfte Kinder), kann die Polioimpfung im dritten Lebensjahr durchgeführt werden, wenn das Immunsystem des Kindes bereits reifer ist. Wegen späterer Reisen in Poliomyelitis-Endemiegebiete würde allerdings auch eine Impfung vor Reisebeginn ausreichend schützen.

Zusammenfassung:

Die Infektion mit Polioviren kommt bei uns kaum noch vor, weswegen die Impfung später als bisher erfolgen kann. Das

Polioimpfung erst ab dem dritten Lebensjahr durchführen

dann reifere Immunsystem des Kindes wird die Impfung besser vertragen. Schon wegen der verbreiteten Auslandsreisen rate ich von der Polioimpfung nicht ab, sie sollte allerdings weiterhin als Schluckimpfung durchgeführt werden.

Aus juristischen Gründen sollten die Eltern von ihrem Arzt verlangen, daß er bei ihnen oder ihrem Kind eine Schluckimpfung durchführt. Von der Anwendung der gespritzten Polioimpfung muß wegen der nicht untersuchten Spätwirkungen der Impfung und der zur Zeit nicht vorhandenen Infektionsgefahr in Deutschland allerdings abgeraten werden.

FSME-Impfung

Die Impfung gegen die Erreger der **F**rüh**S**ommer**M**eningo**E**nzephalitis, die durch Zecken übertragen werden, wird mindestens jedes Frühjahr in Apotheken, bei Ärzten und in der Presse als unbedingt notwendig empfohlen. Verschwiegen wird, daß Infektionen nur in Gebieten unter 1000 Meter Höhe möglich sind. Auch daß die Infektion nur in ganz begrenzten Gebieten auftreten kann, wird meist übergangen. Selbst wenn es in diesen begrenzten Gebieten mit gehäuftem Auftreten der FSME (Endemiegebiete) zu einem Zeckenbiß kommt, ist die Gefahr an FSME zu erkranken, minimal. Die Gefahr, einen bleibenden Schaden davonzutragen, beträgt ca. 1:80000. Bei 80000 Zeckenbissen also kann ein Biß zu Schäden führen. Die Gefahr eines Schadens durch die FSME-Impfung beträgt jedoch ca. 1:32000. Selbst Impfbefürworter empfehlen jetzt nur noch die Impfung für Risikogruppen (z.B. Forstarbeiter in Endemiegebieten). Inzwischen wird die Impfung auch allgemein in Endemiegebieten empfohlen, wobei durch Zahlenmanipulationen in großen Werbekampagnen die Menschen verunsichert werden, ob sie in einem Endemiegebiet leben oder nicht. Unbedingt zu beachten ist jedoch, daß Kinder unter keinen Umständen gegen FSME geimpft werden sollten. Hier sind die Nebenwirkungen der Impfungen (ein Kinderimpfstoff wurde 1998 wegen zu vieler Nebenwirkungen sogar aus dem Handel gezogen) deutlich

Impfung nur für Risikogruppen notwendig

größer als die extrem selten auftretende Kinder-FSME, die bisher nie zu bleibenden Schäden geführt hat.

Noch verantwortungsloser ist die Gabe von FSME-Immunglobulin. Dieses Medikament wurde und wird nach Zeckenbiß verabreicht, um möglicherweise aufgenommene Viren abzutöten. Es kann selbst schwere Nebenwirkungen verursachen und den schweren Verlauf einer FSME provozieren. In Österreich ist dieser Stoff verboten worden. Viel häufiger tritt nach Zeckenbiß eine Borreliose auf, die erhebliche Schäden verursachen kann. Gegen diese Erkrankung gibt es jedoch noch keinen Impfstoff und bis dann dessen Wirkung bei gleichzeitiger Nebenwirkungsfreiheit bewiesen werden kann, müssen noch viele Jahre vergehen. Es steht jedoch zu erwarten, daß der Impfstoff schon früher auf den Markt gebracht werden wird. Die Tests auf mögliche Langzeitfolgen werden die Patienten dann unfreiwillig selber durchführen müssen.

Zusammenfassung:

Die FSME-Impfung ist wegen zu häufiger Nebenwirkungen abzulehnen. Sie ist allenfalls bei Risikogruppen und in Endemiegebieten in Erwägung zu ziehen. Kinder sollten nicht gegen FSME geimpft werden. Die Gabe von Immunglobulinen gegen FSME ist gefährlich.

Grippe

Die Grippeimpfung soll angeblich gegen Grippe schützen. Tatsächlich handelt es sich um eine Impfung gegen das Influenza-Virus. Diese Influenza-Erkrankung, die auch mit Grippesymptomen einhergeht, ist relativ selten. Vor Beginn der Influenza-Epidemie ist nicht bekannt, welche Art von Influenza-Virus auftreten wird. Schon aus diesem Grunde ähnelt die Influenza-Impfung einem Lotteriespiel, da man nicht mit Sicherheit vorhersagen kann, gegen welches Influenza-Virus man überhaupt impfen soll. Die Impfung ist keinesfalls nebenwirkungsfrei. Häufig kommt es erst durch die Impfung zum Aufflammen bereits unmerkbar vorhandener Grippe-

Grippeimpfung ist nicht frei von Nebenwirkungen

und anderer Infektionskrankheiten. Die Gefahr, daß man durch die Schwächung der Abwehrkraft nach Influenza-Impfung an einer „normalen" Grippe erkrankt, ist größer als bei Nichtgeimpften. Häufig erkranken deshalb Geimpfte eher an Grippe als Nichtgeimpfte. Eine Überprüfung der Wirkung der Influenza-Impfung in der Bevölkerung ist nicht möglich, da weder Erkrankungen noch Todesfälle durch diese Krankheit meldepflichtig sind.

Zusammenfassung:

Die Influenza-Impfung ist überflüssig. Sie kann leichte und schwere Infektionskrankheiten provozieren.

Hepatitis A

Die Hepatitis A ist eine Viruserkrankung, die zur Leberentzündung führt. Sie kann besonders bei Erwachsenen zu langwierigen Krankheitsverläufen führen. Eine Ausheilung ist jedoch immer gegeben. Säuglinge und Kleinkinder machen die Virus-Hepatitis A-Infektion meist ohne Beschwerden durch. Die Hepatitis A-Infektion spielt in Deutschland wegen der guten hygienischen Verhältnisse keine Rolle. Deshalb gibt es aber viele Erwachsene, die keine Immunität gegen diese Erkrankung erworben haben.

Immer häufiger werden Nebenwirkungen durch die Impfung festgestellt

Bei Reisen besonders in die Tropen sind Infektionen mit dem Hepatitis A Virus jedoch möglich. Bisher wurden in der Regel nur Erwachsene geimpft, die ein voll entwickeltes Immunsystem haben. Nebenwirkungen werden jedoch zunehmend gemeldet. Langzeiterfahrung mit diesem Impfstoff liegt nicht vor. Aussagen über die Gefährlichkeit der Impfung sind nicht möglich. Jetzt wird auch die Kinderimpfung empfohlen. Sie ist, wie fast alle Impfungen, bezüglich ihrer Langzeitverträglichkeit ungeprüft und schon deshalb abzulehnen.

Zusammenfassung:

Die Hepatitis A-Impfung kann auch bei Reisen in tropische Länder wegen der fehlenden Langzeiterfahrungen zur Zeit nicht empfohlen werden. Jeder Impfling nimmt also an einem großen, unkontrollierten Experiment teil.

Hepatitis B

Es handelt sich um eine Impfung gegen die Hepatitis B, die durch das Hepatitis B-Virus hervorgerufen wird. Man hat bisher angenommen, daß die Hauptübertragung der Krankheit von Blut zu Blut erfolgt. Nur wer eine offene Wunde hat, in die das Blut eines Hepatitis B-Infizierten eindringt, kann sich anstecken. Die Impfung von Risikogruppen hat zu keiner allgemeinen Verminderung der Erkrankung geführt. Als Grund wird neuerdings angeführt, daß die Infektion hauptsächlich durch Geschlechtsverkehr erfolge.

In der Anfangszeit der Hepatitis B-Impfung wurde das Impfmaterial auch aus dem Blut von Aids-Infizierten gewonnen. Daß mit dieser Impfung dann auch Aids übertragen worden ist, ist nicht auszuschließen. Diese Gefahr besteht heute jedoch nicht mehr.

Unbekannte Nebenwirkungen bei Impfung von Kleinkindern

Leider wird jetzt auch die Hepatitis B-Impfung als Kinder- bzw. Säuglingsimpfung empfohlen. Der eigentliche Grund für diese Empfehlung ist, daß Jugendliche, bevor sie sich infolge von Drogenkonsum oder sexuellen Kontakten mit Hepatitis B anstecken könnten, mit einer Impfung nicht mehr erreicht werden. Jugendliche lassen sich eben nicht mehr so leicht zur Impfung zwingen. Bei Kleinkindern kann jedoch über die Falschinformation und Angst der Eltern die Hepatitis B-Impfung durchgesetzt werden. Die Nebenwirkungen im Säuglingsalter und hier besonders die Langzeitnebenwirkungen sind bisher überhaupt nicht untersucht worden. Um also die Spätfolgen von Hepatitis B-Infektionen durch frühzeitige Hepatitis B-Impfung zu verhindern, werden – wie bei vielen anderen Impfungen – unkontrollierte Langzeitexperimente mit den Kindern durchgeführt. Die wirklich gefährdeten Säuglinge, die sich an ihrer Hepatitis B-kranken Mutter infizieren können, könnten auch durch eine Passivimmunisierung bereits nach der Geburt vor der Ansteckung geschützt werden. Eine Impfung kommt für diese Kinder sowieso zu spät.

Zusammenfassung:
Eine allgemeine Impfung gegen Hepatitis B ist abzulehnen. Die Impfung von Hochrisikogruppen scheint nicht immer den erwünschten Erfolg gehabt zu haben.

Tollwut

Die Tollwut (das Tollwut Virus) wird durch den Biß eines erkrankten Tieres übertragen. Aus Angst vor der sehr gefährlichen Krankheit wird jedoch auch schon bei Verdacht auf Kontakt mit einem tollwütigen Tier geimpft.

Zusammenfassung:
Impfung nur nach dem Biß eines tollwutverdächtigen Tieres.

Tuberkulose

Die Impfung gegen Tuberkulose (BCG-Impfung) wird seit 1998 nicht mehr empfohlen. Die Nebenwirkungen der BCG-Impfung äußern sich hauptsächlich in einer herabgesetzten Abwehrkraft. Dies kann man bei BCG geimpften Säuglingen beobachten, die vom Zeitpunkt der Impfung an unter immer wiederkehrenden Erkältungen gelitten haben. Aber auch chronische Knocheneiterungen sind als Folge von BCG-Impfungen beschrieben worden.

BCG-Impfung schwächt die Abwehrkraft

Der Nutzen der BCG-Impfung ist nie belegt worden; weder ist es nach Einführung der BCG-Impfung zu einer Verminderung der Todesfälle an Tuberkulose gekommen, noch hat sich die Zahl der Erkrankungen durch Impfkampagnen (wie zwischen 1970 und 1980) verringert. Die Weltgesundheitsorganisation hat schon 1975 in einem großen Feldversuch in Indien nachgewiesen, daß unter der geimpften Bevölkerung mehr Tuberkulosefälle auftraten als unter dem nicht geimpften Teil. Der Rückgang der Tuberkulose ist lediglich auf bessere hygienische Verhältnisse und günstigere Ernährungsbedingungen zurückzuführen. Es hat bis 1998 gedauert, bis auch von offizieller Seite die Impfung nicht mehr empfohlen wurde.

Zusammenfassung:

Die Impfung gegen Tuberkulose (BCG-Impfung) ist unwirksam und mit Nebenwirkungen behaftet.

Was zu den Impfungen noch zu sagen ist

In der kritischen Impfliteratur gibt es ernstzunehmende Hinweise darauf, daß Impfungen zu vielen Störungen bei Kindern und Heranwachsenden beigetragen haben könnten. Diese reichen von schweren psychiatrischen Störungen (Autismus, Schwachsinnigkeit) bis zu dem weitverbreiteten „hyperkinetischen Syndrom", d.h. zu der mehr oder weniger schweren Störung von Kindern, die nicht ruhig sitzen oder sich nicht konzentrieren können. Aber auch Störungen der Gehirntätigkeit, die man als minimale cerebrale Dysfunktion bezeichnet (MCD), als kleine Hirnschädigung mit schwach ausgebildeten Schäden, werden den Impfungen angelastet. Selbst beim plötzlichen Kindstod ist der Zusammenhang mit Impfungen nicht auszuschließen.

Zu wenig Untersuchungen über Spätfolgen bei Impfungen vorhanden

Ich will mich den Meinungen vieler Autoren nicht unbedingt anschließen, daß derartig häufige und schwere Störungen durch Impfungen ausgelöst wurden. Ich finde es aber bedenklich, daß es keine Untersuchungen gibt, die diese Befürchtungen widerlegen. Im Gegenteil, Untersuchungen zu Langzeitfolgen nach Impfungen werden kaum durchgeführt und die wenigen durchgeführten Langzeituntersuchungen zeigen alle Hinweise auf Impfspätfolgen. Auch die Übertragung gefährlicher Krankheiten wie Aids oder andere Virusinfektionen durch Verunreinigungen oder wenig erprobte Impfstoffe sind nicht ausreichend untersucht. Letztlich handelt es sich, wie bereits ausgeführt, um ein großes Experiment an ganzen Bevölkerungsgruppen. Der wesentliche Unterschied zu den üblichen Experimenten besteht darin, daß das Impfexperiment nicht lebenslang wissenschaftlich kontrolliert wird.

Impfungen stellen ein großes Geschäft dar. Sowohl für die Impfstoffhersteller als auch für die Ärzte bedeuten Impfungen sichere Einnahmen. Es werden bewußt Ängste bei Patienten und Ärzten geschürt, um Impfungen zu propagieren. Staatliche Stellen, wie z.B. die Gesundheitsämter oder das Bundesgesundheitsamt, die eigentlich unabhängig sein sollten, führen keine wissenschaftlichen Arbeiten zu den Langzeitfolgen von Impfungen durch. Wie aus dem inzwischen aufgelösten Bundesgesundheitsamt bekannt wurde, bestanden auch hier enge Verflechtungen mit der pharmazeutischen Industrie.

Ein homöopathisch geschütztes und stimuliertes Immunsystem benötigt keine Impfungen

Erst wenn wirklich unabhängige Institutionen die Langzeitimpffolgen untersuchen, was sehr viel Geld kosten wird, werden wir wissen, ob und was wir angerichtet haben.

Homöopathisch behandelte Patienten können jedoch ruhigen Gewissens auf alle erwähnten Schutzimpfungen verzichten. Das durch die homöopathische Behandlung geschützte und stimulierte Immunsystem wehrt gefährliche Infektionskrankheiten entweder ab oder läßt sie mild verlaufen.

Immer wieder fragen Patienten und Kollegen, auf welche Untersuchungen und welche Literatur ich denn meine Ansichten über Impfungen stütze. Die umfassendste Literaturübersicht zu diesem Thema habe ich in einem Artikel dargestellt, der in der „Zeitschrift für klassische Homöopathie", Heft 1, 1998 veröffentlicht ist.

Im Literaturverzeichnis findet sich zudem eine Auswahl der verwendeten Literatur zum Thema Impfen.

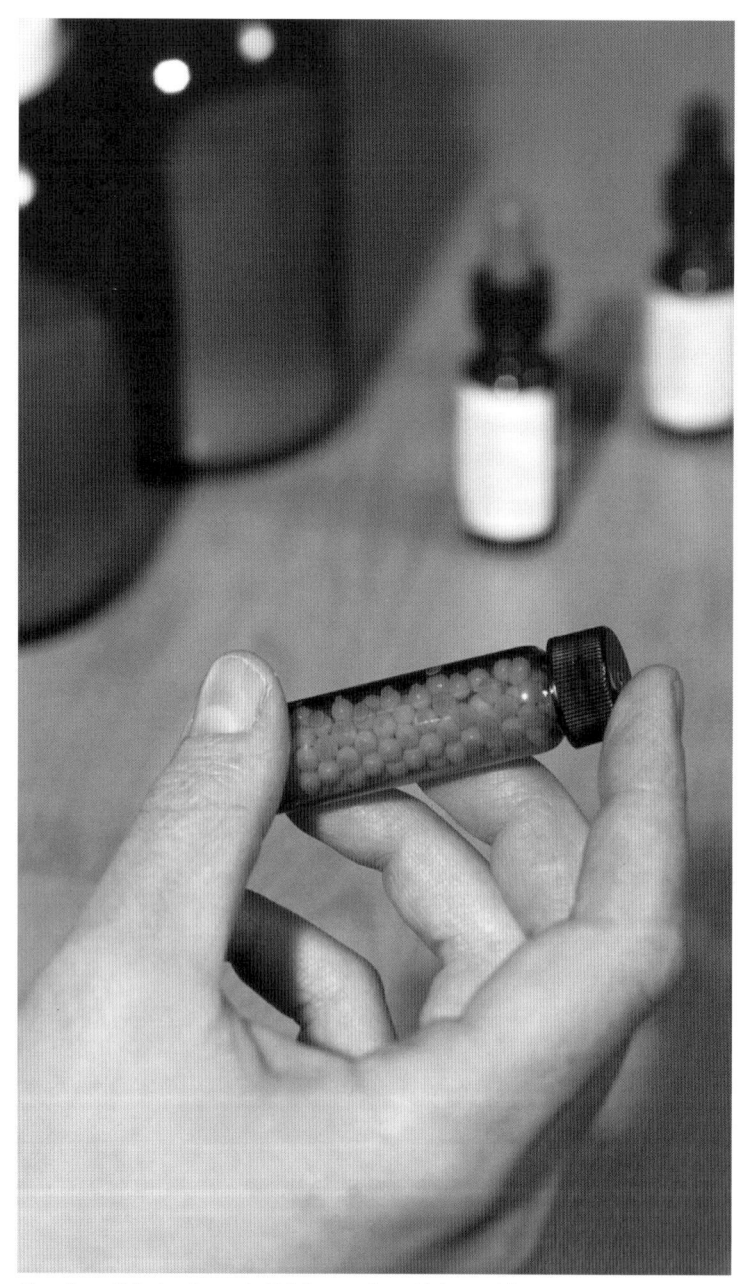

Homöopathische Arznei : Wirkung ohne Nebenwirkung

C. Behandlung der Kinder

Homöopathische Ärzte betrachten die Krankheit grundsätzlich als einen Versuch des Körpers, wieder ins Gleichgewicht zu kommen. Nicht die Krankheit ist also schlimm, sondern die zugrunde liegende Regulationsstörung. Die üblichen Krankheiten sind, auch wenn sie oft sehr unangenehm sind, Hilferufe des Körpers. Der Homöopath beachtet dies und versucht, den Körper wieder ins Gleichgewicht zu bringen.

Während bei Erwachsenen oftmals Erkrankungen auftreten als Folge von langjährigen chronischen Schädigungen oder als Verschleiß- und Degenerationserscheinungen nach einem langen Leben, bestehen bei Kindern die Krankheiten naturgemäß noch nicht lange und haben noch nicht zu tiefgreifenden Veränderungen des Organismus geführt.

Wenn Kinder in homöopathische Behandlung kommen, besonders wenn sie unter chronischen Krankheiten leiden wie z.B. Asthma, Neurodermitis, Bettnässen oder Entwicklungsstörungen, sind sie zwar auch oft schon mit Medikamenten vorbehandelt worden, aber noch nicht so lange Zeit, wie es bei Erwachsenen der Fall sein kann. Diese Tatsache und die oftmals ausgeprägtere Reaktionsfähigkeit des kindlichen Organismus ermöglichen in vielen Fällen leichter eine grundlegende, sanfte und vollständige Heilung des Leidens, als es bei Erwachsenen möglich ist.

Überhaupt sind Kinder, wenn man von Beeinträchtigungen durch Impfungen einmal absieht, weniger störenden Einflüssen bei der homöopathischen Behandlung ausgesetzt wie Erwachsene, die z.B. durch Kaffee, übermäßigen Alkoholgenuß oder extremen Arbeitsstreß belastet sein können. Über engagierte und einsichtsvolle Eltern lassen sich oftmals möglicherweise für die Heilung störende Lebensumstände bei Kindern verbessern oder gar beseitigen, so daß der homöopathischen Behandlung nicht viel im Wege steht. Entsprechend

Der kindliche Organismus ist weniger störenden Einflüssen ausgesetzt

diesen günstigen Umständen verläuft die homöopathische Behandlung der Kinder auch bei oftmals schweren chronischen Erkrankungen sehr günstig und ist für Arzt und Eltern gleichermaßen befriedigend.

Gerade die Behandlung der Kinder ist so außerordentlich wichtig, um schon bei der Entwicklung des kindlichen Organismus durch Vermeidung von eingreifenden chemischen Medikamenten einer chronischen Schwächung z.B. des Immunsystems vorzubeugen. Es ist eine Beobachtung aller homöopathischen Ärzte und hier besonders derjenigen, die jahrzehntelang eine allgemeinmedizinische homöopathische Praxis ausgeübt haben, daß selbst primär schwerstkranke Kinder unter fortlaufender homöopathischer Behandlung sich zu gesunden Jugendlichen und Erwachsenen weiterentwickeln. Denn nur wenn wir von Anfang an durch Unterstützung der eigenen Lebenskräfte des Kindes, eben durch homöopathische Behandlung, das Kind im akuten und chronischen Krankheitsfall begleiten, werden schwerwiegende spätere chronische Krankheiten wie Rheuma oder auch Krebs zu vermeiden sein, wie die Erfahrungen geübter Homöopathen so eindrücklich gezeigt haben.

Akute Krankheiten

Grundsätzlich können wir bei allen Erkrankungen zwischen akuten und chronischen Krankheiten unterscheiden. Akute Krankheiten treten plötzlich aus voller Gesundheit auf. Besonders bei Kindern, die noch sehr reaktionsfähig sind, sind diese akuten Krankheiten nicht zu übersehen. Das Kind erkrankt an hohem Fieber, hat die entsprechenden Begleitbeschwerden und wird nach unterschiedlich langer Zeit in der Regel von selber wieder gesund.

Ziel der homöopathischen Behandlung der akuten Krankheiten bei Kindern ist, die Abwehrkräfte des Kindes so zu unterstützen, daß es diese akute Krankheit möglichst schnell und ohne Hinterlassung irgendwelcher negativen Folgen überwinden kann. Die homöopathische Behandlung akuter Krankheiten ist in der Regel einfach, schnell und sicher. Nicht nur, daß die gegebenen homöopathischen Mittel nebenwirkungsfrei sind, sondern ihre Wirkung ist teilweise auch derartig schnell, daß typische Krankheitsverläufe z.B. bei Kindererkrankungen dramatisch abgekürzt werden können.

Homöopathische Mittel wirken schnell und ohne Nebenwirkungen

Ich werde im folgenden einige typische akute Krankheitsfälle schildern, wobei ich nicht näher auf Erkrankungen wie Schnupfen, Husten oder Heiserkeit eingehen möchte. Hier sollte klar sein, daß, wie bei Erwachsenen auch, eine Behandlung – und eben auch eine homöopathische Behandlung – nicht nötig ist, es sein denn, der Arzt hört über den Bronchien oder gar im Bereich der Lunge krankhafte Geräusche oder die Nahrungsaufnahme oder eine andere Körperfunktion ist deutlich gestört. Sollte das nicht der Fall sein, reichen sogenannte symptomatische Maßnahmen wie Trinken von Lindenblüten- oder Salbeitee, Inhalieren mit Salbeiaufguß, Wärmeanwendungen oder Kartoffelwickel, um nur einige Beispiele zu nennen. Eine homöopathische Behandlung ist nicht notwendig.

Ist die Lunge erkrankt, lassen sich unter ärztlicher Kontrolle homöopathisch beste Heilungsergebnisse erzielen, da ja auch die Viren, die mit chemischen Medikamenten meist nicht behandelt werden können, bei der homöopathischen Behandlung verschwinden.

Akute Krankheiten bei Kindern zeichnen sich oft durch eine Symptomklarheit aus, wie wir sie bei Erwachsenen selten finden. So ist es auch Eltern möglich, unter ärztlicher Anleitung recht bald selbst ihrem Kind selbst homöopathisch zu helfen.

Tatsächlich bedarf es für die Behandlung leichter Akuterkrankungen keinesfalls immer eines Arztes oder gar eines homöopathischen Arztes. Zumindest ist die Einschaltung eines Arztes nicht immer sofort notwendig. Um den Eltern unserer kleinen Patienten eine Hilfe zu geben, wie sie in leichten akuten Krankheitssituationen ihren Kindern oder auch sich selber helfen können, haben wir ein kleines Büchlein, „Homöopathische Hilfe" herausgegeben, das hier Hilfe zur Selbsthilfe bietet. In diesem Büchlein sind auch die Grenzen der homöopathischen Selbstbehandlung beschrieben; diese sind unbedingt einzuhalten, will man sich und seinem Kind nicht schaden. Auch auf die Problematik, ob man während der homöopathischen Behandlung einer chronischen Krankheit selber homöopathisch behandeln sollte oder darf, wird dort näher eingegangen.

Zunächst aber einige Hinweise über die Einsatzmöglichkeiten der Homöopathie bei akuten Erkrankungen.

Fieber, Fieberkrämpfe, Eiter

Fieber

Dazu ein Beispiel: Der 5-jährige Jan hat über 40 Grad Fieber. Er hat ein rotes Gesicht, schwitzt und fantasiert. Die besorgten Eltern rufen den Hausarzt an. Dieser untersucht das Kind und stellt außer etwas Schleim in den Bronchien keine weiteren Krankheitszeichen fest. Also wahrscheinlich ein fieberhafter Infekt, z.B. Grippe, möglicherweise mit einer beginnenden Bronchitis.

Fieber ist eine wichtige Heilreaktion des Körpers

Der homöopathische Arzt wird jetzt nicht das Fieber senken und er wird auch kein Penizillin verordnen, um die beginnende Bronchitis abzufangen. Er betrachtet das Fieber als eine wichtige Heilreaktion des Körpers. Das Fieber aktiviert die Antikörper, die den Virus vernichten können. Der Arzt wird mit seinem homöopathischen Medikament den Körper lediglich unterstützen, diesen Abwehrkampf möglichst schnell zu gewinnen. Das Fieber sinkt dann von selber und die Bronchitis wird nicht zum Ausbruch kommen. Jan wird in wenigen Tagen von dieser Krankheit genesen sein und eher gesünder, in jedem Fall widerstandsfähiger sein als vor der Krankheit.

Es ist eigentlich nicht verständlich, warum allgemein das Fieber so verrufen ist, daß man es möglichst gleich senkt. Die heilende Funktion des Fiebers ist in der Medizin unumstritten, trotzdem sind Ärzte und Eltern mit dem Fieberzäpfchen gleich zur Hand.

Es ist richtig, mit dem Zäpfchen haben Eltern und auch Arzt Ruhe für die Nacht und auch das Kind ist ruhiger, aber es ist leider so, daß auf diese „abgewürgte" Heilreaktion des Körpers weitere fieberhafte Infekte folgen werden.

Mit anderen Worten, ein Fieber, das künstlich gesenkt wurde, konnte oft die notwendigen Antikörper oder Abwehrkräfte nicht entstehen lassen. Der nächste kleine Virusinfekt wird wieder zu Fieber führen und so immer weiter, bis endlich genug Abwehrkräfte gebildet werden konnten. Der mit Fieberzäpfchen erzwungene Nachtruhe werden noch viele unruhige Nächte folgen. Jan hingegen, der Junge aus unserem vorgenannten Beispiel, der sein Fieber haben durfte, wird so schnell nicht wieder erkranken.

Fieber nicht künstlich senken

Wenn ich das den Eltern unserer Patienten erzähle, kommt dann oft die Frage: „Ja, aber muß man denn keine Fieberkrämpfe befürchten?" Doch, muß man. Nämlich dann, wenn das Kind dazu neigt. Aber gerade dann muß man das Fieber homöopathisch behandeln, sonst kommt es ja immer wieder, wenn es durch Fieberzäpfchen unterdrückt wird. Nach einer homöopathischen Behandlung treten Fieberkrämpfe in der Regel nicht mehr auf.

Es gibt übrigens ernstzunehmende Untersuchungen, die auf die vorbeugende Wirkung des Fiebers gegen spätere Krebserkrankungen schließen lassen. In der Krebsmedizin wird ja auch versuchsweise künstliches Fieber zur Krebsbekämpfung eingesetzt. Wir müssen Fieber nicht herbeisehnen, aber wir sollten es als Zeichen der Abwehrkraft unseres Körpers akzeptieren und es niemals unnötig zu unterdrücken versuchen.

Eiter

Eiter besteht hauptsächlich aus kranken Körperzellen und körpereigenen Abwehrzellen, die nach getaner Arbeit vom

Körper abgestoßen werden. Und es sind natürlich Bakterien drin. Eiter, der abfließen kann, ist jedoch keine Krankheit, sondern zunächst einmal eine reife Abwehrleistung des Körpers. Er zeigt natürlich auch, daß massive Abwehrvorgänge in Gang gesetzt worden sind und daß der eingedrungene Krankheitserreger noch nicht vernichtet werden konnte.

Der homöopathische Arzt wir nun wieder versuchen, den Körper so zu stärken, daß er mit den Krankheitskeimen selber fertig wird und mit mehr Abwehrkraft aus dieser Krankheit hervorgeht.

Als Beispiel soll hier die eitrige Mandelentzündung gelten: Fieber, Schluckweh, schweres Krankheitsgefühl. Gerne gibt man da dem Kind das hochwirksame Penizillin (falls es noch wirkt, aber wenn nicht, gibt es Ersatzpräparate). Schon am nächsten Tag wird alles besser sein (falls das Kind keine unerkannte Penizillinallergie hat). Auch als homöopathischer Arzt könnte man sich mit diesem Vorgehen anfreunden, wenn es denn wirklich auf Dauer nützen würde. Denn leider folgt in der Regel die nächste Mandelentzündung bald nach, dann die nächste und so geht es bis zur Mandeloperation weiter.

Deshalb unterstützen wir Homöopathen lieber den Körper, damit er die Mandelentzündung selber überwinden kann. Sie wird dann auch so bald nicht wieder auftreten.

Mit anderen Worten, spätestens dann, wenn ein Kind häufig eine Mandelentzündung hat, sollte man seine Abwehrkraft durch homöopathische Behandlung aufbauen, damit es seine Mandeln behalten kann, denn gesunde Mandeln schützen das Kind vor eindringenden Krankheitserregern.

Penicillin heilt oft nur kurzfristig

Pseudokrupp

Die dramatische Atemnot, unter der das Kind beim Pseudokrupp leidet, ängstigt die Eltern oftmals sehr. Der Pseudokrupp tritt häufig im Rahmen einer banalen Grippe auf, in Gebieten mit hoher Luftverschmutzung scheint er häufiger zu sein. Auch der Arzt empfindet das Krankheitsbild als dramatisch und möchte möglichst schnell helfen. Das gelingt mit homöopathischen Medikamenten sehr schnell und sicher.

Dazu ein Beispiel:
Das Kind, zu dem der Arzt gerufen wurde, hatte während des frostigen und windigen Tages draußen gespielt. Noch beim Abendessen schien es ganz gesund zu sein. Kaum war es im Bett, fing ein trockener Husten an. Das Kind schien keine Luft mehr zu bekommen während der Hustenanfälle. Frische Luft hatte zwar die Hustenanfälle gelindert, aber sie hörten nicht auf. Die Eltern fürchteten, ihr Kind würde ersticken.

Es bestand kein Zweifel am Vorliegen des sog. Pseudokrupp. Das homöopathische Mittel (hier war es wie meist Aconit), half prompt. Eltern, die einmal erlebt haben, wie schnell das homöopathische Mittel wirkt, wollen nie mehr zum Cortisonzäpfchen greifen. Dieses liegt zwar weiter im Apothekenschränkchen, aber nur für äußerste Notfälle.

Cortisongaben durch homöopathische Mittel vermeiden

Epidemische Krankheiten

Es ist eine interessante Beobachtung in der Medizin, daß Krankheiten, obwohl sie auf die gleiche Ursache im schulmedizinischen Sinne zurückzuführen sind, ganz unterschiedliche Ausprägungen erfahren. Ein alltägliches Beispiel ist der Grippevirus, der bei verschiedenen Menschen ganz unterschiedliche Krankheiten hervorruft: Der eine hat nur eine rote Nase, der andere eine Lungenentzündung. Andere wieder haben nur Gliederschmerzen, andere hohes Fieber usw.

Andere haben scheinbar die gleiche Krankheit, also z.B. eine Herzmuskelentzündung, aber der eine hat sie durch Viren, der andere durch Bakterien und ein dritter durch zuviel Alkoholkonsum bekommen. Bei allen inneren Krankheiten scheint das so zu sein.

Die Ausnahme sind die epidemischen Kinderkrankheiten. Wenn ein Kind die entsprechende Disposition dafür hat, also für diese Krankheit empfänglich ist, wird der gleiche Erreger bei jedem Kind die gleiche Kinderkrankheit hervorrufen. Zwar verläuft sie mal leichter oder schwerer, aber immer mit den gleichen Symptomen.

Wie schon bei der Abhandlung über Impfungen erwähnt wurde, ist es außerordentlich wichtig, daß Kinder die epidemischen Kinderkrankheiten (mit den besprochenen Ausnahmen Kinderlähmung und Diphtherie) durchmachen. Die Krankheiten sollten schnell und nicht zu schwer verlaufen, und dafür kann man mit homöopathischen Mitteln sicher sorgen. Man kann auch, wie bereits erwähnt, versuchen, eine Ansteckung zu verhindern. Das ist jedoch, wenn wir die Bedeutung der Kinderkrankheiten für die Entwicklung des Kindes ernst nehmen, nur selten sinnvoll. Wenn ein Kind jedoch gerade durch einen Unfall oder eine andere Krankheit geschwächt ist oder wenn es sich um eine besonders komplikationsreiche Epidemie handelt, sollte eine Ansteckung vermieden werden. Dies gilt auch bei Erwachsenen und bei Pflegepersonal.

Auch die Nachkrankheiten der epidemischen Kinderkrankheiten lassen sich sehr gut homöopathisch beeinflussen, wie beispielsweise der wochenlange Reizhusten nach Keuchhusten oder wenn ein Kind nach einer Kinderkrankheit einfach nicht so richtig fit wird, wenn es unter Konzentrationsstörungen oder ständiger Müdigkeit usw. leidet.

Chronische Krankheiten

Im Gegensatz zu den bisher besprochenen akuten Erkrankungen, die ja meistens von selber heilen und nur in schwierigeren Fällen unserer Unterstützung bedürfen, bestehen die chronischen Krankheiten oft lebenslang. Wir können sie zwar schulmedizinisch oft weitgehend lindern (denken Sie dabei an Asthma, das mit Medikamenten viele Jahre unterdrückt werden kann), aber heilen können wir sie nicht. Es gibt Spontanheilungen, d.h. Asthma oder eine andere chronische Krankheit verschwinden plötzlich, sozusagen trotz Behandlung, und keiner weiß warum.

Bei Kindern ist nun die homöopathische Behandlung chronischer Krankheiten besonders wichtig. Hier haben wir die einmalige Chance, ein ansonsten möglicherweise lebenslanges Leiden bereits in frühen Jahren zu heilen. Da die homöopathische Behandlung bei Kindern oft wesentlich leichter und schneller vonstatten geht als die homöopathische Behandlung Erwachsener, haben wir hier auch eine besonders gute Chance, beginnende oder bereits vorhandene chronische Krankheiten zu heilen.

Mit Homöopathie chronische Krankheiten in frühen Jahren heilen

Das heißt nicht, daß chronisch kranke Kinder nicht schulmedizinisch behandelt werden dürfen. Häufig kommen wir – vor allen Dingen bei Beginn der homöopathischen Behandlung – nicht um Unterstützung durch schulmedizinische Medikamente herum, wie es z. B. bei dem schon erwähnten Asthma häufig der Fall ist. Bei den im folgenden genannten chronischen Krankheiten sollte jedoch, wenn irgend möglich, möglichst früh auch an eine homöopathische Behandlung gedacht werden.

Die Alternative *entweder Homöopathie oder Schulmedizin* stellt sich erst, wenn bei beschwerlichen chronischen Krankheiten das Ziel einer endgültigen Heilung ins Auge gefaßt wird. Die oft vorhandene Angst, eine homöopathische Behandlung bedeute Absetzen aller schulmedizinischen Medikamente, was zu einer womöglich dramatischen Verschlechterung des Krankheitsbildes führen könnte, ist so also nicht berechtigt. Je eher ein Kind mit einer chronischen Krankheit in homöopathische Behandlung kommt, umso leichter und sicherer wird die Heilung vonstatten gehen. Am besten ist es natürlich, wie bereits erwähnt, daß wir auch akuten Krankheiten der Kinder homöopathisch begleiten, um so auf jedwede Unterdrückung der körpereigenen Abwehr durch Fieberzäpfchen oder unnötige Antibiotikagabe verzichten zu können.

Nachfolgend möchte ich einige chronische Erkrankungen bei Kindern aus homöopathischer Sicht besprechen.

Neurodermitis und sonstige Hauterkrankungen

Die kindliche Haut kann von vielen Krankheiten erfaßt werden. Heutzutage scheinen allergischen Erkrankungen zunehmend häufiger aufzutreten. Woran das liegt, kann man nicht sicher sagen. Vermutet werden Einflüsse von Impfungen, unnatürlichen Nahrungsmitteln und Umweltgiften etc. Von Allergien wird später noch die Rede sein. Zunächst möchte ich aus dem Gebiet der chronischen Hautkrankheiten bei Kindern die Neurodermitis besprechen.

Schon beim ersten Auftreten von Milchschorf mit homöopathischer Behandlung beginnen

Besonders häufig beobachtet man bei Kindern mit Milchschorf, daß sie später an Neurodermitis, Asthma oder beidem erkranken. Viele Eltern wissen, daß der Milchschorf oft von selber wieder verschwindet. Trotzdem ist die Versuchung groß, mit einer Salbe das Aussehen der Haut zu verbessern. Dieser Versuchung sollte man nicht nachgeben. Der Ausbruch von Neurodermitis oder Asthma scheint nach Salbenbehandlung des Milchschorfes und damit nach seiner Unterdrückung häufiger zu sein.

Schlimm wird es sowieso erst, wenn das Kind die teilweise schrecklich juckende Neurodermitis hat. Nicht nur für das Kind ist diese manchmal lebenslang während Krankheit furchtbar, sondern auch für die Eltern. Es gibt bisher kein Medikament, das Neurodermitis heilen kann. Wenn Eltern ihrem Kind dann nicht zuviel Cortisonsalben zumuten wollen, können Tage und Nächte für die ganze Familie zur Qual werden.

Ganz wichtig ist es deshalb aus der Sicht des homöopathischen Arztes, schon beim ersten Auftreten des Milchschorfes homöopathisch zu behandeln, um das Entstehen einer Neurodermitis zu verhindern. Aber auch wenn das Kind bereits Neurodermitis hat, besteht noch Hoffnung auf vollständige Heilung. Um das etwas näher zu erläutern, möchte ich zwei Erkrankungen und ihre homöopathische Behandlung schildern.

Beim ersten Beispiel handelte es sich um eine schnelle Heilung, die für Kind, Eltern und Arzt sehr befriedigend war. Der damals 5-jährige Junge litt an einer Neurodermitis im Bereich des Gesichtes und des Halses. Der Ausschlag bestand seit der Säuglingszeit und war wechselnd stark ausgeprägt, meistens aber stark juckend. Das Kind war nach der Geburt gegen Tuberkulose geimpft worden und seither immer sehr infektanfällig gewesen.

Bei diesem Kind brachte das homöopatische Gegenmittel gegen die Folgen der Tuberkuloseimpfung die Hauterscheinungen innerhalb von 3 Wochen vollständig zum Verschwinden. Auch war die Abwehrkraft gegen Infekte vollkommen normal geworden. Während sechsjähriger Nachbeobachtung ist keine erneute Hauterkrankung aufgetreten.

Das andere Beispiel von einem damals 8-jährigen Kind mit Neurodermitis an Armen, Beinen und besonders am Hals zeigt einen anderen Verlauf. Trotz mehrmonatiger homöopathischer Behandlung kam es zu keiner wesentlichen und anhaltenden Besserung. Schließlich wurde dem Kind nach genauer nochmaliger Überprüfung ein letztes homöopathisches Medikament verabreicht. Da die Eltern mit dem Kind nicht wiederkamen, war anzunehmen, daß sie notgedrungen wieder zu Cortisonsalben Zuflucht genommen hatten.

Die homöopathische Behandlung kann auch monatelang dauern

Ein Jahr später kam das Kind wegen eines Schulunfalles wieder in die Sprechstunde. Als der Arzt sich vorsichtig nach der Neurodermitis erkundigte, strahlten Mutter und Kind: Im Verlauf von mehreren Monaten sei die Hauterkrankung immer weniger schlimm geworden und sei seit einem halben Jahr praktisch weg.

Es ist wichtig zu wissen, daß auch die Homöopathie bei den chronischen Krankheiten oft Monate zur Heilung braucht und daß wunderbaren Sofortheilungen eher die Ausnahme sind. Wenn Sie jetzt wissen wollen, ob man Neurodermitis immer homöopathisch heilen kann, so kann ich darauf keine endgültige Antwort geben. Vorsichtig ausgedrückt: Man könnte sie fast immer heilen. Das größte Heilungshindernis ist oftmals die begreifliche Ungeduld der Eltern, die mit einer Cortisonbehandlung die homöopathische Heilung unterbrechen. Aber auch der Arzt ist manchmal zu ungeduldig und wechselt die homöopathischen Mittel zu schnell, so daß keine dauerhafte Heilung eintreten kann. Es gibt noch einige andere Erschwernisse der Heilung, von denen schon die Rede war. Falls Eltern und Arzt gut und geduldig zusammenarbeiten, ist über kurz oder lang in der Regel eine Heilung der Neurodermitis zu erzielen.

Leider beobachten die Ärzte in den letzten Jahren eine stetige Zunahme von Allergien bei allen Menschen, besonders aber bei Kindern. Ich habe das bereits erwähnt. Noch vor einigen Jahren ging man davon aus, daß etwa 5–10% der Bevölkerung zeitweilig oder dauernd allergiekrank sind. Das hieß damals schon: 2 Millionen Asthmatiker, 2 Millionen Neurodermitiker, 6 Millionen Heuschnupfenkranke in der Bundesrepublik Deutschland. Neuere Untersuchungen zeigen, daß mindestens 20 % der Menschen an Allergien leiden und noch etwa 10 % zu den potentiellen Allergikern gehören, also zu denjenigen Menschen, die für die Ausbildung einer Allergie empfänglich sind.

Wegen der heutzutage enormen, ständig zunehmenden Bedeutung der Allergien für den gesunden und kranken Mensche, werde ich dieses Thema ausführlicher behandeln. Gerade bei der Behandlung seiner Allergien muß der Patient die Gründe kennen, die für die eine oder die andere Behandlung sprechen. Und das kann er nur, wenn er über die verschiedenen Behandlungsmöglichkeiten informiert ist.

Wenn man über die Behandlung der Allergien nachdenkt, sollte man die Gründe ihrer massiven Zunahme kennen, um sie vielleicht schon bei ihrer Entstehung verhindern zu können. Aber leider ist bisher wissenschaftlich nicht eindeutig beantwortet, woher diese enorme Zunahme der Allergiekranken und der potentiellen Allergiker kommt. Es gibt mehrere Hinweise und Vermutungen. Unbestritten ist, daß in den letzten Jahrzehnten die Zahl der chemischen Verbindungen, die früher ja auf in der Natur vorkommende chemische Verbindungen begrenzt war, drastisch zugenommen hat. So waren im Jahre 1978 beispielsweise vier Millionen Chemikalien registriert, 10 Jahre später waren es bereits sieben Millionen. Mit einem Großteil dieser Chemikalien kommen wir Menschen auch in Berührung, so daß die Chance, auf einen Stoff allergisch zu reagieren, gestiegen ist. Aber es gibt nicht nur viele neue chemische Verbindungen, die zu Allergien führen können, es gibt auch viele Stoffe, die den menschlichen Körper so schädigen können, daß Allergien überhaupt erst entstehen können. Hier sind besonders die sogenannten Umweltgifte wie Ozon, Autoabgase, Spritzmittel, Staub und andere zu nennen. Diese sogenannten Umweltgifte führen in der Regel kaum zu direkter Allergisierung. So ist z.B. eine Allergie auf Ozon noch nicht bekannt, aber das Ozon kann die Bronchialwege schädigen, so daß allergene Stoffe wie Pollen, Tierhaare und ähnliches leichter die Grenzen zwischen Außenwelt oder Umwelt und dem Körperinnerem durchdringen können. Dadurch können sie leichter die körpereigene Kontrolle und Abwehr überwinden und damit allergisierend wirken.

Bei einer Allergie handelt es sich um eine Fehlsteuerung des Immunsystems im Sinne einer Überreaktion. Das ist keine Immunschwäche, man sollte diese beiden Dinge nicht verwechseln. Umweltschadstoffe beispielsweise können zu einer Immunschwäche führen, diese begünstigt dann das Auftreten von vermehrten Infektionen wie Erkältungskrankheiten etc. Dadurch werden Schleimhäute geschädigt, wodurch wiederum Allergene leichter in den Körper eindringen können und es dann zu einer Fehlsteuerung des Immunsystems mit einer Allergie kommt. Die Immunschwäche löst also nicht die Allergie aus, aber sie begünstigt die Allergisierung. Diese Zusammenhänge sind für die mögliche Behandlung wichtig.

Allergie ist eine Fehlsteuerung des Immunsystems

Bei Kindern sehen wir besonders häufig die sogenannten Nahrungsmittelallergien. Exakter müßte man sie Nahrungsmittelüberempfindlichkeiten nennen, denn nicht immer kann eine echte Allergie nachgewiesen werden. Aber Eltern beobachten eben, daß das Kind z.B. auf Milchgenuß immer mit Durchfall oder Hautausschlag reagiert. Homöopathisch gesehen sind diese Überempfindlichkeiten sehr gut zu behandeln und zu heilen. Besonders dann, wenn man den Auslöser kennt, der die Unverträglichkeit zum ersten Mal hervorgerufen hat, ist eine homöopathische Heilung möglich.

Allergien auf Pollen, die sich als Heuschnupfen, Hautausschläge oder Hautschwellungen äußern, sind bei Kindern ebenfalls homöopathisch zu behandeln. Eine Unterdrückung der Beschwerden durch Sprays o.ä. über längere Zeit sollte vermieden werden.

Asthma

Die allergische Erkrankung der Lunge bzw. der Bronchien nennt man allgemein Asthma oder auch allergische Atemwegsobstruktion. Das heißt, daß sich durch den Kontakt mit Allergenen, also z.B. mit Pollen, Tierhaaren oder anderen Stoffen die Bronchien so verengen, daß weniger Luft ein- und vor allen Dingen ausgeatmet werden kann. Es kommt zur typischen asthmatischen Atemnot mit den keuchenden und pfeifenden Geräuschen. Wenn ein Asthmapatient plötzlich vielen Pollen, gegen die er allergisch ist, ausgesetzt wird, kann die Einengung der Bronchien so stark werden, daß der Patient erstickt. Dies gilt genauso für alle anderen allergieauslösenden Stoffe, wenn sie in entsprechender Menge mit den Bronchien in Kontakt kommen. Aus diesem Grunde ist Asthma nicht nur eine sehr beeinträchtigende, sondern unter Umständen auch lebensgefährliche Erkrankung.

Meist erfahren wir aus der Vorgeschichte von Asthmatikern, daß dem Asthma in früheren Jahren ein Heuschnupfen vorausgegangen ist. Auch Neurodermitiskranke entwickeln häufig eine allergische Atemwegsobstruktion, also ein allergisches Asthma. Atopiker (das sind die Menschen, die bereits erblich mit einer Anlage zur Allergiebildung belastet sind) sind besonders gefährdet, an Asthma zu erkranken.
Obwohl meistens von Pollen als Allergieauslösern die Rede ist, also Pollen von Bäumen, Gräsern und Kräutern, gibt es

doch noch viele andere Auslöser. Praktisch jedes Material ist potentiell als Allergieauslöser möglich. Besonders sind zu erwähnen: Hausstaub, die Hausstaubmilbe, Roggen- und Weizenmehl, Tierhaare und Federn, Pilze. Auch chemische Stoffe wie Farbstoffe oder Medikamente, wie z. B. Penizillin, aber auch andere Substanzen wie Quecksilber, Chrom und Nickel können als Allergene in Betracht kommen. Wie stark sich die Allergie letztlich auswirkt, also wie schlimm das Asthma ist, hängt von vielen Faktoren ab, unter anderem natürlich auch von der Konzentration der allergieauslösenden Stoffe. Auch die Sensibilität des Patienten, die wiederum durch psychische und umweltbedingte Faktoren beeinflußt werden kann, ist eine wichtige Komponente. Aber auch Atemwegsinfekte, wie z. B. eine Grippe, können die Allergieansprechbarkeit erheblich erhöhen. Die allergische Überempfindlichkeit auf Schmerzmittel wie z. B. auf Aspirin ist keine echte Allergie, sondern eine sogenannte Pseudoallergie. In der klinischen Auswirkung unterscheidet sie sich aber nicht von anderen Asthmaformen.

Jedes Material kann ein potentieller Allergieauslöser sein

Im Kindesalter sind Atemwegsobstruktionen, also allergisch bedingte Einengungen der Bronchien mit entsprechenden asthmatischen Atembeschwerden relativ häufig. Wie bereits erwähnt, ging diesen Erkrankungen häufig ein Heuschnupfenleiden voraus oder die Patienten hatten bereits eine Neurodermitis, sind also Atopiker. Glücklicherweise heilen etwa 2/3 der kindlichen Asthmaerkrankungen während der Pubertät aus. Diese Ausheilung ist jedoch nur relativ, denn etwa ab dem 40. Lebensjahr kommt es dann häufig zu einem Wiederaufflammen der Asthmaerkrankung. Ein Drittel der kindlichen Asthmakranken leiden lebenslang daran. Von der Lebensgefährlichkeit des Asthmas wurde schon anfangs gesprochen. Hinzuweisen ist noch auf den fortschreitend schädigenden Einfluß, den das Asthma auf das Bronchialsystem und die Lunge hat. Es kommt zur Lungenbläschenerweiterung und die Atemfunktion verschlechtert sich im Laufe des Lebens immer mehr.

Die ganze Familie muß bei homöopathischer Asthmabehandlung einbezogen werden

Bei Asthma (nicht nur bei Kindern), ist grundsätzlich eine homöopathische Heilung möglich, aber neben vielen schnellen Heilungen habe ich auch jahrelange Verläufe beobachtet. Oft hat das Asthma des Kindes nämlich eine bestimmte „Funktion" innerhalb der Familie – ob es dem Kind nun mehr Zuwendung bringt, der Mutter eine Lebensaufgabe gibt oder was auch immer – Asthma kann nicht immer ersatzlos beseitigt werden, ohne daß familiäre Strukturen in Gefahr geraten. Besonders bei Asthmaformen mit vielfältigen Ursachen, bei denen die nachgewiesene Allergie auf beispielsweise Katzenhaare nur eine untergeordnete Rolle spielt, dauert die Heilung trotz des richtigen homöopathischen Medikamentes oft Monate und Jahre. Aber eine Heilung kann eintreten. Es ist sehr wichtig bei der homöopathischen Behandlung des Asthmas, wie übrigens auch bei der Neurodermitis, daß die ganze Familie in die Behandlung miteinbezogen wird und daß keine Erwartungen auf eine Heilung in wenigen Wochen erweckt werden. Wenn diese Voraussetzungen stimmen, dürfte die homöopathische Behandlung des Asthmas erfolgreich sein.

Allgemeines zur Therapie der Allergien

Da die allergischen Krankheiten drastisch zunehmen und für immer mehr Patienten eine lebenswichtige Bedeutung erlangen, möchte ich im folgenden noch auf nicht-homöopathische Behandlungsmethoden aus Sicht des homöopathischen Arztes eingehen. Viele Patienten, die seit Jahren schulmedizinisch wegen Allergien behandelt werden, sind unsicher über die Bedeutung und Möglichkeiten der schulmedizinischen Therapie. Als schulmedizinische Behandlung gibt es neben der Hyposensibilisierung keinen Therapieansatz, der nachweislich zu einer sicheren Heilung irgendeiner Allergie führt. Es besteht nur die Chance, durch rechtzeitig gegebene entsprechende Medikamente den Ausbruch der Allergie zu mildern oder sogar zu verhindern. Die Allergieneigung besteht selbstverständlich weiter und bei Weglassen der Medikamente kommt es regelmäßig wieder zum Ausbruch der Krankheit. Diese sogenannte Symptomunterdrückung, die für den Patienten das Leben sehr erleichtern kann, ist in ihren Folgen für die Gesamtgesundheit des Menschen bisher nicht erforscht. Erfahrene Ärzte wissen jedoch, daß bei intensiver Unterdrückung der Allergiesymptome, also z.B. eines Hautausschlages durch Cortison, die allergischen Hautausschläge durchaus verschwinden können, manchmal sogar dauerhaft verschwinden. Damit ist aber sozusagen nur der sichtbare Ausdruck der Allergie an der Haut beseitigt worden. Die Allergie besteht weiter und sucht sich nun einen anderen Ausdruck, ein anderes Ventil, und das kann dann z.B. das Bronchialsystem sein und es kommt zum Asthma. Wie schon erwähnt beobachtet man ja häufig, daß Neurodermitis oder allergische Hautausschläge einem Bronchialasthma vorangehen. Nicht immer sind jedoch die Cortisonsalben Schuld an der Veränderung der allergischen Symptome und der Verschlimmerung der Krankheit; auch andere Faktoren, wie beispielsweise psychische Faktoren oder Umweltfaktoren, können durchaus auch eine Rolle spielen. Klimakuren am Meer oder im Hochgebirge scheinen hingegen eine nichtunterdrückende, lindernde Wirkung auf atopische Krankheiten zu haben.

Eine mit chemischen Medikamenten unterdrückte Allergie sucht sich ein anderes Ventil

Ein weiterer Punkt ist bei der schulmedizinischen Behandlung der allergischen Erkrankungen zu beachten: zwar sind die Symptome, wie schon erwähnt, teilweise vollständig oder doch zumindest ausreichend zu unterdrücken, so daß den Patienten wesentliche Linderung bereitet werden kann, aber die Medikamente, die im oft lebenslangen Verlauf solcher allergischer Erkrankungen eingesetzt werden und zum Teil in immer höherer Dosierung eingesetzt werden müssen, sind durchaus nicht ohne Nebenwirkungen. So ist z.B. von einer bestimmten Art des am meisten gebrauchten Asthmasprays inzwischen bekannt, daß er bei entsprechend belasteten Patienten zu einer erhöhten Herzinfarktgefahr führen kann.

Cortison hat immer Nebenwirkungen

Die Anwendung von Cortison, auch wenn es „nur" auf der Haut geschieht, hat viele Nebenwirkungen. Je jünger die Haut ist, je jünger also der Patient ist, desto mehr des auf die Haut aufgetragenen Cortisons wird auch vom Körper aufgenommen, und dadurch können die typischen Cortisonnebenwirkungen auftreten. Da Cortison unter anderem auch auf den Hormonhaushalt erhebliche Auswirkungen hat, ist seine Anwendung in der Kindheit und in der Jugend höchst problematisch.

Weil den meisten Patienten, die an einer Allergie erkranken, die Hyposensibilisierung empfohlen wird, möchte ich auch darauf kurz eingehen.

Bei der Hyposensibilisierung wird versucht, die Allergie des Körpers gegen einen einzelnen Stoff durch verschiedene Maßnahmen langsam zu vermindern. Im Prinzip ist es so, daß man dem Patienten den Stoff, gegen den er allergisch ist, also z.B. Blütenpollen oder Hausstaub, in sehr hoher Verdünnung spritzt. Die Verdünnung ist so stark, daß der Körper mit einer nicht merkbaren allergischen Reaktion darauf reagiert. Indem man nun bei jeder Spritze, die in bestimmten Abständen verabreicht wird, den Allergiestoff immer etwas weniger verdünnt, also etwas konzentrierter verabreicht, überlistet man sozusagen die Allergieauslöser des Körpers und trainiert den Körper bzw. das Immunsystem so, daß am Ende der Behandlung auch normale Dosierungen des Allergenstoffes keine Allergiereaktion mehr auslösen. Das ist an sich ein guter Ansatzpunkt. Funktionieren kann er nur, wenn der Stoff, gegen den der Mensch allergisch ist, bekannt ist. Die Hyposensibilisierungsbehandlung kann bei Pollen-Allergikern, wenn nur eine Allergie gegen eine Pollenart vorliegt, in 60–80 % zum Verschwinden dieser Pollenallergie führen. Bei multiplen Allergien, die ja meistens vorliegen, versagt die Methode. Sie hat auch noch einen weiteren großen Nachteil: ihre Anwendung kann lebensgefährlich sein. Meistens ist es jedoch nicht die Methode selbst, die zu Todesfällen führt, sondern ihre falsche Handhabung. Aber da auch Ärzte nur Menschen sind, können auch ihnen Fehler passieren. So gibt es immer wieder Todesfälle bei Hyposensibilisierungsbehandlungen zu beklagen. Eine Heilung im eigentlichen Sinne tritt jedoch auch durch die Hyposensibilisierungsbehandlung nicht ein. Zwar kann erreicht werden, daß der allergische Stoff nicht mehr als allergisierend erkannt wird und damit auch keine Allergie auslöst, aber die grundsätzliche Neigung des Immunsystems des Körpers, allergisch zu reagieren, bleibt bestehen. So ist es auch zu erklären, daß es nach Beseitigung einer Allergie durch Hyposensibilisierung häufig zu Allergien auf andere Stoffe kommt.

Falsche Handhabung der Hyposensibilisierung kann lebensgefährlich sein

Eigenblutbehandlung

Viele homöopathische Ärzte wenden eine Art „Schnellbehandlung" der Allergien an, die vielen Allergikern vom Hörensagen bekannt ist und die ich gleichfalls erwähnen will, obwohl es sich nicht eigentlich um eine homöopathische Therapie handelt. Es ist die Eigenbluttherapie, bei der das Blut des Patienten homöopathisch aufbereitet wird. Wir haben mit homöopathischen Eigenblutbehandlungen bei Kindern mit Heuschnupfen hervorragende Erfahrungen gemacht. In über 90 % läßt sich der Heuschnupfen so beseitigen. Wir sind uns jedoch nicht sicher, ob damit auf Dauer das Auftreten anderer allergischer Erkrankungen wie z.B. des Asthmas sicher verhindert werden kann. Aber als sofort wirkende Hilfe für durch Heuschnupfen geplagte Kinder ist diese Methode sehr gut geeignet. Auf eine grundlegende homöopathische Stabilisierung des Immunsystems ist dennoch nicht zu verzichten.

Chronische Infekte

Immer wiederkehrende Erkältungen sind homöopathisch schnell und sicher heilbar

Obwohl Kinder mit chronischen Infekten einen großen Anteil in der Sprechstunde des homöopathischen Arztes ausmachen, ist dieses Kapitel sehr kurz. Diese immer wiederkehrenden Schnupfen und Erkältungen bei Kindern lassen sich in der Regel schnell und sicher homöopathisch heilen. Dieses also meist unlösbare Problem in der Schulmedizin ist homöopathisch gesehen kein großes Problem. Deshalb ist es dann auch nicht notwendig, die oftmals langzeitige und vermeintlich unschädliche „abwehrkraftsteigernde" Behandlung mit Echinacinpräparaten o.ä. durchzuführen. Diese Behandlung heilt nicht und kann bei Langzeitanwendung gefährlich sein.

Weitere chronische Störungen

Zu den meist chronischen Störungen der Kinder gehören Verhaltensstörungen, Konzentrationsstörungen, Entwicklungsverzögerungen, Bettnässen, Schlafstörungen oder Eßstörungen. Sie sind im schulmedizinischen Sinne zwar keine Krankheiten, trotzdem ist das Kind gestört und leidet und mit ihm die Familie. Die Homöopathie hat für diese Störungen hervorragende Heilmittel zur Verfügung.

Echte Spätentwickler sind selten

Entwicklungsstörungen
wie spätes Sprechen, Laufen, Lesen, Schreiben und Spielen

Wenn Eltern sich über solche Entwicklungsverzögerungen Sorgen machen, so kann man als Arzt oft feststellen, daß die Kinder ganz normal sind. Aber die Erwartungen der Eltern, der Oma, der Nachbarn usw. sind zu hoch. Nicht selten fällt den Eltern dann beim Gespräch ein, daß sie selber oder ein anderes Familienmitglied sogenannte Spätentwickler gewesen sind.

Aber es gibt auch echte Entwicklungsverzögerungen. Trainingsmaßnahmen, richtig und behutsam angewandt, zeigen da Erfolge.

Homöopathisch ist hier durchaus eine Normalisierung im Rahmen der erblichen Möglichkeiten des Kindes zu erzielen. Es liegt im Wesen der homöopathischen Behandlung, die Entwicklung des Kindes anzustoßen und damit zu normalisieren.

Auch Lernstörungen und Konzentrationsschwierigkeiten gehören in diese Gruppe. Es ist aber auch klar, daß die Homöopathie versagen muß, wenn das Kind vernachlässigt wird, zuhause nur fernsieht und auch sonst keine Impulse für eine eigene Entwicklung bekommt. Die Homöopathie vollbringt eben keine Wunder, aber sie regt das Kind an, sich entsprechend seinen Möglichkeiten zu entwickeln.

Verhaltensstörungen

Ständige Wutanfälle, Stottern, extreme Schüchternheit und sonstige Kontaktstörungen, Eßstörungen, Schlafstörungen, Bettnässen, um nur die häufigsten zu nennen, sollten immer zuerst homöopathisch behandelt werden. Meist sind sie wesentlich zu bessern oder zu heilen, wenn nicht, wird zumindest eine notwendige Psychotherapie außerordentlich erleichtert.

Weitere chronische Krankheiten

Aus dem bisher gesagten geht hervor, daß auch weitere chronische Krankheiten, die hier nicht ausdrücklich erwähnt worden sind, einer homöopathischen Behandlung zugänglich sind. Ob es sich um chronisches Nasenbluten, um Krampfanfälle, kindliches Rheuma oder um eine chronische Nierenerkrankung handelt, immer ist ein Kontakt mit einem homöopathischen Arzt zur Abklärung der homöopathischen Behandlungsmöglichkeiten in jedem Falle sinnvoll. Auch sollte man immer wieder bedenken, daß selbst unter notwendiger fortlaufender schulmedizinischer Behandlung diese um so einfacher und nebenwirkungsärmer verläuft, je besser die Grundgesundheit des Kindes ist. Wenn es also bei einem zuckerkranken Kind gelingt, durch homöopathische Begleitbehandlung die Abwehrkraft zu stabilisieren, so daß seltener oder zumindest weniger beeinträchtigende Infektionen auftreten, so wird es seltener zu Zuckerentgleisungen kommen und damit das Gesamtbefinden des Kindes und späteren Erwachsenen deutlich verbessert sein.

Bei allen chronischen Erkrankungen erst den Homöopathen befragen

3.TEIL

PRAKTISCHE HINWEISE

Sind alle Homöopathen gleich?

Natürlich sind nicht alle Homöopathen gleich. Es gibt Unterschiede in der Qualität der homöopathischen Arbeit. Dabei kommt es auf Art und Intensität der Ausbildung an und auf Erfahrung. Je länger ein gewissenhafter Homöopath die Homöopathie betreibt, desto erfahrener und besser wird er. Es gilt aber für Homöopathen wie für alle Ärzte, daß nicht jeder Arzt für jeden Patienten gleich gut ist (Das umgekehrte gilt auch). Das heißt, ein gutes Vertrauensverhältnis, nicht nur das fachliche Können des Arztes, ist für eine erfolgreiche Behandlung wichtig, .

Viele werden sich beim Lesen des Büchleins schon gefragt haben, ob denn nur Ärzte richtige Homöopathie betreiben, weil immer nur von Ärzten die Rede war. Zahlenmäßig haben doch viel mehr Heilpraktiker auf ihrem Schild „Homöopathie" stehen.

Um es gleich vorweg zu nehmen: es gibt Heilpraktiker, die hervorragend homöopathisch arbeiten. Es gibt Ärzte, die hervorragend homöopathisch arbeiten, und es gibt in beiden Berufsgruppen Vertreter, die bloß behaupten, homöopathisch zu arbeiten. Wenn trotzdem nur von den Ärzten die Rede war, so deswegen, weil der Arzt mit seiner umfassenden Pflichtausbildung an erster Stelle für Diagnose und Therapie des kranken Menschen zuständig ist. Die Behandlung durch andere Berufsgruppen steht demgegenüber im Hintergrund.

Die schulmedizinische Ausbildung Ihres Homöopathen kann von Vorteil sein

Ob Sie sich bei einem Arzt oder Heilpraktiker behandeln lassen, wird manchmal von den Kosten abhängen (siehe nächstes Kapitel). Es wird auch davon abhängen, wie leicht Sie Ihren Behandler erreichen können, denn noch sind gute Homöopathen dünn gesät. Wenn Sie zwischen vermutlich gleich guten Homöopathen wählen können und die Bezahlung keine Rolle spielt, kann die umfassende schulmedizinische Grundausbildung des Arztes für Sie von Vorteil sein, wenn die Grenzen der Homöopathie erreicht werden – aber sicher ist das auch nicht.

Viel wichtiger als das Problem Arzt/Heilpraktiker ist die Frage, wer von den „Homöopathen" vermutlich korrekt homöopathisch behandelt und wer dies nicht tut. So sehr Empfehlungen durch andere Patienten erste Hinweise auf Heilerfolge geben können, so sehr kann das auch täuschen. Auch ein mit Cortison behandelter Neurodermitispatient kann von einem erfolgreichen Behandlungsergebnis sprechen, weil ja Hauterscheinungen und Juckreiz hervorragend gebessert wurden. Daß er nie geheilt werden wird und evtl. weitere Cortisonfolgeerkrankungen bekommen wird, steht auf einem anderen Blatt. Ähnlich kann es mit sogenannten unterdrückenden homöopathischen Behandlungen sein, die auch zu einer Linderung führen können, jedoch zu keiner Heilung. Schlimmer noch, sie verstellen oft endgültig den Weg für eine homöopathische Heilung. Ich denke hier an die Komplexmittelbehandlung, bei der viele homöopathischen Medikamente vermischt und gleichzeitig gegeben werden. Aber es gibt auch noch andere Variationen.

Die folgenden Kriterien sprechen für eine gute, auch „klassische Homöopathie" genannte homöopathische Therapie, stellen jedoch keine Garantie für eine solche dar:

Es werden nur Einzelmittel verordnet, nie gemischte oder mehrere homöopathische Medikamente gleichzeitig.
Der Behandlung einer chronischen Krankheit geht immer eine ausführliche Befragung voraus.

Diese beiden Merkmale zeichnen einen guten Homöopathen aus. Nachfolgend sind noch weitere Hinweise zusammengefaßt.

Auch bei homöopathischer Behandlung werden die Möglichkeiten der Schulmedizin nicht vergessen. Immer sollte eine schulmedizinische Diagnose vor der Behandlung des chronischen Leidens stehen, damit z.B. chirurgisch zu heilende Krankheiten nicht übersehen werden. Ein Homöopath wird

Nie gemischte oder mehrere Präpararte gleichzeitig verordnen lassen

sehr zurückhaltend in seinen Heilungsprognosen sein. Er wird Ihnen neutral gegenübertreten und keine weltanschaulichen Beeinflussungen versuchen. Auch wird er keine vielfältigen Heilmethoden neben der Homöopathie anwenden, er wird allerdings versuchen, Ihnen möglichst umfassend gerecht zu werden und Ihnen auch Hilfestellung bei der Regelung von psychischen, diätetischen und Lebensführungsaspekten geben. Bei fehlendem Heilerfolg wird er weitere Kollegen hinzuziehen oder Sie an solche weiterempfehlen.

Wer kann das bezahlen?

Wenn man bedenkt, wieviel Geld man für ein Auto ausgibt oder für einen Urlaub, so muß man zugeben, daß fast jeder eine homöopathische Behandlung bezahlen kann. Die gesetzlichen Krankenkassen erstatten den homöopathischen Ärzten bisher den Arbeitsaufwand nicht in angemessener Weise; manche Kassen zahlen gar nichts, andere erstatten den Mehraufwand für eine homöopathische Behandlung vollständig.

Homöopathische Kassenärzte sind also in der Regel finanziell schlecht gestellt, weil der große Zeitaufwand und ihre kostensparende Behandlung nicht angemessen vergütet werden, wobei es zunehmend Kassen gibt, die dem Arzt auch eine homöopathische Behandlung angemessen vergüten. Hier lohnt es sich, genaue Erkundigungen einzuziehen und gegebenenfalls die Kasse zu wechseln.

Private Krankenkassen bezahlen homöopathische Behandlungen durch Ärzte und Heilpraktiker meist angemessen. Da bei den privaten Kassen eher wirtschaftlich gedacht wird, hat man längst erkannt, daß es viel billiger ist, dem Patienten eine homöopathische Heilung zu ermöglichen (und dafür den Arzt auch zu bezahlen), als ihn jahrelang durch die teuren Mühlen der Schulmedizin zu drehen.

Viele Homöopathen behandeln deshalb aus wirtschaftlichen Gründen nur noch privat. Aber kein homöopathischer Arzt wird einen leidenden Menschen abweisen, weil er nicht genug bezahlen kann, so daß jedem Patienten die homöopathische Therapie offensteht, sei er Kassen- oder Privatpatient.

Nachwort

Manche schulmedizinisch tätige Kollegen sind erstaunt, daß die homöopathischen Ärzte diese zeitaufwendige Heilmethode betreiben, zumal die Bezahlung gering ist. Als Erklärung wird dann ein gewisses Sektierertum vermutet, eine weltanschauliche Besonderheit, wenn nicht gar Verrücktheit. Das ist aber nicht der Fall.

Homöopathen bleiben ihr Leben lang Homöopathen und sind sehr zufrieden damit, weil sie mit ihrer Heilmethode selbst schwerste Krankheiten sanft und sicher dauerhaft heilen können. Allein das macht die homöopathische Arbeit für den Arzt so erfreulich. Hinzu kommt, daß eine homöopathische Behandlung meistens nur dann zu dauerhaftem Erfolg führt, wenn Arzt und Patient sich aufeinander einlassen und gemeinsam den Weg zur Heilung suchen. Arzt und Patient befinden sich auf der gleichen Ebene, so daß auch der Arzt von dieser therapeutischen Beziehung profitiert. Jede homöopathische Arzt–Patientenbeziehung ermöglicht dem Arzt eine Erweiterung seines Wissens, seiner Erfahrung und seiner persönlichen Entwicklung. So werden Homöopathen im Lauf ihres Lebens Dank ihrer Patienten reifer und zufriedener. Die Arzttätigkeit macht, je länger sie währt, umso mehr Freude.

Literatur

Fast jedes noch so kleine Büchlein baut auf dem Wissen Anderer auf. Auch in diese Schrift sind die Gedanken, Forschungsergebnisse und Erfahrungen vieler Ärzte mit eingeflossen. Während ich diesen Ratgeber schrieb, beschäftigten mich vor allem folgende Werke:

Bönninghausen, C. von: Kleine medizinische Schriften
Arkana Verlag, 1984.

Coulter, C.: Portraits homöopathischer Arzneimittel 1+2
Haug Verlag, 1988 u. 1991.

Hahnemann, S.: Organon 6. Auflage
Haug Verlag, 1987.

Seiler, H.: Die Entwicklung von Samuel Hahnemanns
ärztlicher Praxis
Haug Verlag, 1988.

Literatur zur Impfproblematik:

Ein vollständiges Literaturverzeichnis zur Impfproblematik finden Sie in der folgenden Arbeit:

Friedrich U.: Homöopathie und Impfungen. Zeitschrift für Klassische Homöopathie, 1998.

Zu den wichtigeren Literaturstellen gehören die folgenden:

Ad hoc group for the study of pertussis vaccines: placebo-controlled study of two acellular pertussis vaccines in Schweden. Lancet, 1988.

Albonico et al.: Schweizerische Impfkampagne gegen Masern, Mumps, Röteln. Teil 2. Schweizer Zeitschrift für Ganzheitsmedizin, 1994.

Arbeitsgruppe für differenzierte Impfungen:
Masern-, Mumps- und Rötelnimpfungen: Warum die Eltern entscheiden sollten.
Bern, 1988.

Buchwald G.: Impfen, das Geschäft mit der Angst.
Lahnstein, 1994.

Coulter H.L.: Impfungen – der Großangriff auf Gehirn und Seele. Eine empirische Studie über Impfschäden.
München, 1993.

Friedrich U.: Welche Impfungen sind notwendig?
Zeitschrift für Klassische Homöopathie, 1995.

Hepatitis B Impfung. Arznei Telegramm, 1997.

Hull H., Lee J.W.: Sabin, Salk or sequential? Lancet, 1996.

Lehrke P.: Impfkonzepte in der Homöopathie.
München, 1998.

Ständige Impfkommission (Stiko): Impfempfehlungen 1998.

Zimmermann H: Epidemiologische Langzeitwirkungen der Massenimpfungen gegen Masern. Biologische Medizin, 1995.

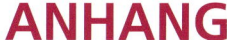

ANHANG

Homöopathische Fragebogen

1. Fragebogen Kinder

Beschwerden (bitte möglichst mit Angabe, seit wann sie auf-
getreten sind):
Verlauf von Schwangerschaft und Geburt:
Alle Impfungen und Impfreaktionen (bitte auch Impfausweis
mitbringen):
Unverträglichkeit von Arzneimitteln:
Allergien:
Anfälligkeiten für bestimmte Krankheiten:
Alle Krankheiten und Auffälligkeiten (auch verzögerte Zah-
nung, Sprachentwicklung, Sitzen- und Gehenlernen u.s.w.) in
zeitlicher Reihenfolge von der Geburt bis heute:
Anzahl der Geschwister mit Angabe des Alters:

In der folgenden Tabelle bitte Zutreffendes ankreuzen:

Ist Ihr Kind:	Ja	Nein
ruhig?	❑	❑
unruhig?	❑	❑
fröstelig?	❑	❑
lehnt es warme Kleidung ab?	❑	❑
wie ist die Haut?	❑	❑
trocken?	❑	❑
Schweißneigung?	❑	❑
Ekzeme?	❑	❑
Wundsein?	❑	❑
Körpergeruch?	❑	❑
leicht erschöpft?	❑	❑
Verstopfung?	❑	❑
Durchfall (wann)?	❑	❑
wie ist der Schlaf; unruhig?	❑	❑

	Ja	Nein
Schweiß im ersten Schlaf?	❑	❑
Beine außerhalb der Decke?	❑	❑
spätes Erwachen?	❑	❑
spätes Einschlafen?	❑	❑
zu frühes Erwachen?	❑	❑
braucht es Licht zum Einschlafen?	❑	❑
wie ist die Schlaflage?	❑	❑
zuckt es im Schlaf?	❑	❑
Zähneknirschen?	❑	❑
Hitze unverträglich?	❑	❑
Kälte unverträglich?	❑	❑
Aufenthalt an Nordsee:		
verschlimmert?	❑	❑
verbessert?	❑	❑

Was gibt es sonst noch für Besonderheiten?
Besondere Angewohnheiten im Schlaf:
Lieblingsspeise und Getränke Ihres Kindes:
Was ißt oder trinkt Ihr Kind ganz ungern?
Unverträglichkeit von Speisen und Getränken:
Weint es leicht? Will es getröstet werden?

Stimmung: (ausgeglichen, schnell zornig, nachgiebig?):

Zorn:(schnell vorüber, andauernd, zieht sich beleidigt zurück?):

Kränkbarkeit (schnell beleidigt, lange beleidigt, erzählt von früheren Kränkungen?):

2. Fragebogen Erwachsene*

Der nachstehend abgedruckte Fragebogen ist im Original teilweise anders gegliedert; er soll dem interessierten Leser die Möglichkeit geben, sich ein Bild von den homöopathischen Fragestellungen zu machen.

Beschreibung der Beschwerden

Ob man in der Homöopathie das für Sie hilfreiche Medikament findet, hängt davon ab, wie genau Sie die Einzelheiten beschrieben haben.

Wenn Sie zum Beispiel berichten, daß Sie unter Kopfschmerzen und Husten leiden, genügt diese Information nicht, um ein homöopathisches Medikament verschreiben zu können.

Eine genaue Beschreibung könnte z.B. folgendermaßen lauten: Ich habe Kopfweh mit scharf stechenden Schmerzen auf der linken Seite des Kopfes. Diese Schmerzen entstehen jedesmal bei kaltem Luftzug. Sie nehmen ab, wenn ich mich hinlege und den Kopf warm halte, und sie verstärken sich, wenn ich in kalter Luft umhergehe.

Oder ein anderes Beispiel: Ich kann abends nicht einschlafen, erwache dann um 3 Uhr und liege wach bis 5 Uhr. Am Morgen bin ich unausgeruhter als abends.

Frühere Erkrankungen und Behandlungen

Hauptbeschwerden: (momentane Beschwerden, Beginn, bisheriger Verlauf, Medikamente).

Hat diese Krankheit einen Zusammenhang mit speziellen Umständen, einem Unfall, psychischer Belastung (z.B. Schock, Sorgen, Diätfehler, Überarbeitung, Kälte–Hitze, Belastung usw.)?

*Abgeändert nach H.-J. Hee, St. Gallen

Familiäre Erkrankungen

(Vater, Mutter, Großeltern, Geschwister)
Besonders wichtig sind bösartige Erkrankungen, Erbkrankheiten, seelische Erkrankungen, Tuberkulose und Geschlechtskrankheiten.
Anzahl der Geschwister und deren Alter?
Anzahl der Kinder und deren Alter?

Persönliche Vorgeschichte

Besonderheiten bei Ihrer Geburt oder im Säuglingsalter? Ausschläge, Unverträglichkeiten? Kleinkindesalter? Kinderkrankheiten zur rechten Zeit? Bettnässen? Entwicklungsprobleme?

Alle Impfungen (bitte Impfausweis mitbringen)

Jetzige Gewohnheiten?

Rauchen?
Alkohol?
Kaffee?
Schlaftabletten?
Abführtabletten?
Andere Medikamente?
Wie ist der Appetit?
Wie schnell essen Sie?
Wie ist der Durst?
Haben Sie Geschmacksstörungen?

Schwitzen/Fieber/Frösteln

Wann und in welchen Situationen schwitzen Sie?
Wie stark schwitzen Sie?
An welchen Körperteilen schwitzen Sie am stärksten?
Wie ist der Schweiß? Warm, kalt, klebrig, ölig, färbt er die Wäsche?
Wie ist der Geruch? z.B. faulig, scharf, sauer, nach Urin?
Wie fühlen Sie sich nach dem Schwitzen?

Wie oft bekommen Sie Fieber oder Schüttelfrost? (pro Jahr)
Spüren Sie ein besonderes Wärme- oder Kältegefühl in einem
Bereich des Körpers zu einer bestimmten Zeit?
Haben Sie ein brennendes oder Hitzegefühl in den Händen
oder Fußsohlen? Wann? Wo?

Essen und Trinken

Was mögen Sie am liebsten, wogegen haben Sie eine Abnei-
gung, was vertragen Sie nicht?
Bitter, salzig, sauer, stark gewürzt, Fisch, Gemüse, Süßes, Boh-
nen, Sauerkraut, Kohl, warmes Essen, Zwiebel, warmes Trinken, Knoblauch, kaltes Essen, Früchte, kaltes Trinken, Erdbee-
ren, Brot, Kaffee, Butter, Tee, Milch, Fett, Eier, Fleisch, sonstiges.

Stuhlgang

Verstopfung, Durchfall?
Wann und wie oft pro Tag haben Sie Stuhlgang?
Wann ist der Stuhlgang dringend?
Müssen Sie stark pressen, selbst bei weichem Stuhl?
Wie ist es mit Blähungen, auffälligem Geruch, Bauchschmer-
zen, Erbrechen?

Wasserlassen/Urin

Haben sie beim Wasserlassen irgendwelche Beschwerden?
Ist der Geruch auffällig?
Haben sie Schwierigkeiten vor, während oder nach dem Was-
serlassen?
Irgendwelche Schwierigkeiten in Bezug auf den Wasser-
strahl, z.B. langsamer Start, unterbrochen, schwach, tröpfeln
usw.?
Kommt manchmal unwillkürliches Wasserlassen vor? Wann?

Sonstige Beschwerden

Haben Sie Beschwerden in folgenden Bereichen:
Kopf: (Kopfschmerzen, Schwindel, Ohnmacht)
Augen: (Sehen, Tränenfluß, Reizungen)
Ohren: (Hören, Ausfluß)

Nase: (Geruchssinn, Schnupfen, Nasenbluten)
Mund: (Geschmackssinn, Gefühl)
Lippen: (Risse, Blasen, Haut, die sich ablöst)
Zähne: (Karies, Farbe)
Zahnfleisch: (geschwollen, blutend)
Hals: (Mandeln, Schwierigkeiten beim Schlucken, Stimme)
Sind Sie häufig erkältet? Wenn ja, wie?
Lunge, Bronchien:
Herz:
Rücken, Gelenke, Arme, Beine:
Bauch:
Haut, Haare, Nägel, Eitern und Heilen von Wunden:

Sexualität

Für Frauen:
In welchem Alter hatten Sie die 1. Periode?
Hatten Sie damals Schwierigkeiten?
Sind die Perioden regelmäßig oder unregelmäßig?
Wie lange dauert die Blutung?
Beschwerden oder Stimmungsschwankungen vor, während oder nach der Blutung?
Ausfluß? Farbe, Geruch, Art, Juckreiz?
Haben Sie Schwierigkeiten in Zusammenhang mit den Brüsten?
Schwangerschaftsverhütung?
Beschwerden im Zusammenhang mit den Wechseljahren?
Fehlgeburt, Ausschabung, Schwangerschaftsbeschwerden, Gebärmuttersenkung usw.?

Schlaf

Bitte beschreiben Sie Ihre Schlafstellung (Rückenlage, Seitenlage, Bauch, Haltung der Hände?)
In welcher Stellung können Sie nicht einschlafen?
Besonderheiten während des Schlafes (schnarchen, zähneknirschen, schwitzen, Speichelfluß, sprechen, weinen, herumgehen, lachen, Schlaflosigkeit, zudecken, aufdecken, erwachen)
Sind sie morgens erfrischt, nach einem Mittagsschlaf erfrischt?

Welchen Traum haben Sie am häufigsten, träumen Sie viel oder wenig?

Faktoren, die das Befinden beeinflussen können

Bitte beschreiben Sie in der Liste unten, welche Auswirkungen die verschiedenen Faktoren auf Sie haben, z.B. heißes Wetter: Fühlen Sie sich dabei wohl oder nicht, in welcher Weise ändert sich Ihr Befinden? Oder ein anderes Beispiel: Sonne: Falls Sie in der Sonne beispielsweise schnell Kopfschmerzen bekommen, so schreiben Sie bitte: Kopfschmerz.
Bitte beschreiben Sie vor allem die Wirkung dieser aufgezählten Faktoren auf Ihre Hauptbeschwerde.
heißes Wetter, kaltes Wetter:
regnerisch, bewölkt:
Frühling, Sommer:
Herbst, Winter:
Sturm, Gewitter:
warmes Bad, kaltes Bad:
Sonne, Mond:
sitzen, aufrecht sitzen, stehen;
aufwärtsschauen, hinabschauen:
hinabschauen von einem hohen Punkt (z.B. Kirchturm):
schauen auf sich bewegende Gegenstände:
Geräusche, plötzliche Geräusche:
Musik, Licht:
starker Geruch:
vor der Periode:
nach der Periode:
nach Schwitzen, vor, während:
beim Fasten, nach dem Essen:
trinken:
Ärger:
vor wichtigen Verabredungen, vor Prüfungen:
Sorgen, Traurigkeit:
nach Weinen (erleichtert oder nicht):
Trost, Mitgefühl:
in einer Menschenmenge:

in einem geschlossenen Raum:
beim Denken an eine Krankheit:
morgens: nachmittags:
Im Originalfragebogen gibt es noch eine ganze Reihe solcher Fragen, die oben genannten sollen nur einen Eindruck vermitteln, was alles bei der homöopathischen Fallaufnahme interessiert.

Geistes- und Gemütssymptome

Da seelisches Befinden in einem engen Zusammenhang mit körperlichem Befinden steht, ist es für eine gute homöopathische Behandlung unerläßlich, die gefühlsmäßige und intellektuelle Persönlichkeit kennenzulernen. Bei der homöopathischen Behandlung wird der ganze Mensch behandelt, nicht nur ein isoliertes Organsystem. Diese Information erleichtert die Auswahl des richtigen Mittels und kann dann auch Ihr Allgemeinbefinden bessern.

Haben Sie Schwierigkeiten in Bezug auf Ihre geistigen Fähigkeiten oder Ihr Gedächtnis?
Hat es in letzter Zeit eine Änderung gegeben?
Wie können Sie sich an Namen, Gesichter, Plätze, an das, was Sie gelesen haben, erinnern?
Wie ist Ihre Willenskraft, Ihr Selbstvertrauen?
Tauchen manchmal Gedanken auf, die Sie lieber nicht hätten? Welche?
Unangenehme Empfindungen?
In welchen Situationen weinen Sie?
Wie fühlen Sie sich, wenn jemand Mitleid zeigt oder Sie trösten möchte?
Sind Sie rasch gereizt?
Was macht Sie ärgerlich?
Wie reagieren Sie auf Widerspruch? (körperliches Zittern, Schwitzen usw. oder seelisch?)
Wie fühlen Sie sich in Gesellschaft? Sind Sie lieber allein?
Wie ist Ihr Umgang mit Ordnung, Unordnung?

Was waren die größten Sorgen oder Kummer in Ihrem bisherigen Leben?

Die größten Freuden?

Welche Aktivitäten lieben Sie besonders?

Gibt es Beschäftigungen, denen Sie gar nicht gerne nachgehen?

Gibt es Stimmungszustände oder Eigenschaften, die Ihnen unangenehm sind, die Sie – obwohl Sie Ihnen bewußt sind – kaum beeinflussen können?

In welchen Umständen leben Sie? (Wohnverhältnisse, Partnerschaft, Freundschaft, Beruf, Aktivitäten?)

Wie sieht für Sie die Zukunft aus? (Wünsche, Befürchtungen, Pläne)

Raum für Ihre Notizen

Raum für Ihre Notizen

Raum für Ihre Notizen

Raum für Ihre Notizen

Natur pur

Ihre Handbibliothek zur Naturheilkunde

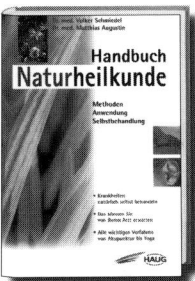 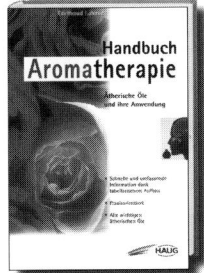 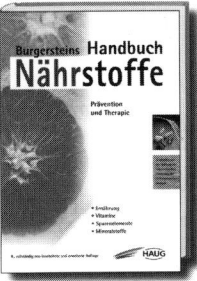

Dr. med. Volker Schmiedel/Dr. med. Matthias Augustin

Handbuch Naturheilkunde

Methoden – Anwendung – Selbstbehandlung
Mit einem Vorwort von Dr. med. Veronica Carstens
1997. 720 Seiten, 180 überwiegend farb. Abbildungen
und 34 Tabellen, Lesebändchen, gebunden
DM 58,-/öS 423,-/sFr 52,50
ISBN 3-7760-1624-8

Naturheilkundliche Heilverfahren helfen, Krankheiten zu heilen. Schmerzen zu lindern oder Beschwerden vorzubeugen. Der Leser erfährt, wie er sich selbst mit Naturheilkunde behandeln kann, wann Naturheilverfahren helfen und was er von seinem Arzt erwarten kann. Nebenwirkungen und Gegenanzeigen werden ebenso sachkundig erläutert, wie das Problem, wann eine konventionelle, schulmeidzinische Behandlung angebracht ist.

- Das ganzheitliche Gesundheitsbuch für die ganze Familie
- Krankheiten natürlich selbst behandeln
- Was Sie von Ihrem Arzt erwarten können
- Alle wichtigen naturheilkundlichen Verfahren von Akupunktur bis Yoga

Edeltraud Lubinic

Handbuch Aromatherapie

Ätherische Öle und ihre Anwendung
1997. 244 Seiten, 43 Abbildungen, gebunden
DM 39,80/öS 291,-/sFr 37,-
ISBN 3-7760-1662-0

Die Aromatherapie ist eine traditionsreiche, jedoch erst in neuerer Zeit wiederentdeckte Heilweise, die Körper, Seele und Geist des Menschen anspricht. Die ätherischen Öle, aus Pflanzen gewonnen, wirken über den Geruch, die Haut und zum Teil auch durch innerlichen Gebrauch. Anhand des umfangreichen Indikationsverzeichnisses und der klaren, tabellarischen Struktur findet der Anwender rasch das passende Öl und dessen richtige Anwendung.

- Umfassendes Handbuch aller wichtigen Ätherischen Öle
- Klare tabellarische Struktur
- 79 Ätherische Öle für die praktische Anwendung

Dr. Lothar Burgerstein

Handbuch der Nährstoffe

Orthomolekulare Prävention und Therapie
8., vollst. neubearb. und erw. Auflage, 1997.
Bearbeitet und erweitert von Dr. med. Michael Zimmermann, Hugo Schurgast und Uli P. Burgerstein
492 Seiten, 41 Abbildungen, 181 Tabellen,
Farbleitsystem mit 6 Farben, gebunden
DM 58,-/öS 423,-/sFr 52,50
ISBN 3-7760-1666-3

Auch eine ausgewogene Ernährung kann unseren Bedarf an zum Teil lebenswichtigen Nährstoffen oft nicht decken. Jeder Mensch muß mit seinem individuellen Bedarf an Vitaminen, Mineralstoffen, Spurenelementen und Aminosäuren versorgt werden, damit er gesund bleibt.

- Das kompetente und aktuelle Fachbuch zum Thema
- Alles über Vitamine, Mineralstoffe, Spurenelemente, Fette, Aminosäuren und Proteine
- Neuauflage des Klassikers der Orthomolekularen Medizin

Karl F. Haug Verlag / Hüthig Fachverlage
Im Weiher 10, D-69121 Heidelberg,
Tel. 0 62 21 / 4 89-5 55, Fax 0 62 21 / 4 89-4 10
Internet http://www.huethig.de,
E-Mail: hvs_buch@huethig.de

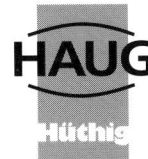

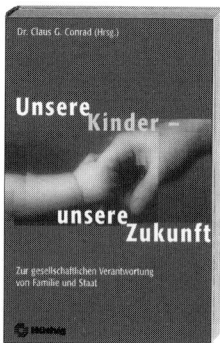
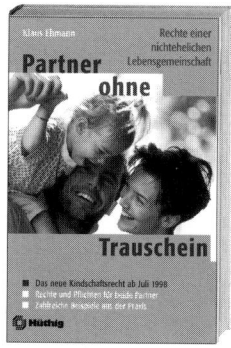
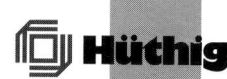